针灸

张载义 著

奇针妙灸皆故事

（第二版）

奇谭 针方

全国百佳图书出版单位
中国中医药出版社
·北京·

图书在版编目（CIP）数据

针方奇谭 / 张载义著 . -- 2 版 . -- 北京 : 中国中医药出版社 , 2024. 12. -- (奇针妙灸皆故事).

ISBN 978-7-5132-9025-8

Ⅰ . R245-49

中国国家版本馆 CIP 数据核字第 2024V5P463 号

中国中医药出版社出版

北京经济技术开发区科创十三街 31 号院二区 8 号楼

邮政编码　100176

传真　010-64405721

山东华立印务有限公司印刷

各地新华书店经销

开本 880×1230　1/32　印张 10.25　字数 196 千字

2024 年 12 月第 2 版　2024 年 12 月第 1 次印刷

书号　ISBN 978－7－5132－9025－8

定价　49.00 元

网址　www.cptcm.com

服 务 热 线　010-64405510

购 书 热 线　010-89535836

维 权 打 假　010-64405753

微信服务号　zgzyycbs

微商城网址　https://kdt.im/LIdUGr

官 方 微 博　http://e.weibo.com/cptcm

天猫旗舰店网址　https://zgzyycbs.tmall.com

如有印装质量问题请与本社出版部联系（010-64405510）

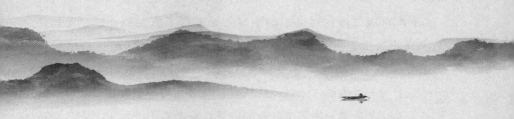

再版前言

《奇针妙灸皆故事》系列，即《针方奇谭》《灸火烟云》两书，是于 2010 年 3 月开始创作的。

2010 年 10 月"中医针灸"申遗成功，这意味着世界对中国传统医学文化的认可，对促进中医针灸这一宝贵遗产的传承、保护和发展具有重大意义。"中医针灸"的申遗成功，有利于针灸文化的普及与推广，也坚定了我写好这两本书的信心和决心。

经过五年多断断续续的写作与修改，2015 年完成初稿，2016 年 1 月正式出版发行。两书以小说体的形式写就，寓教于乐，普及针灸文化知识，激发读者对于中医针灸的兴趣，同时，内容谨慎地取材于古代名家的医案，可供针灸专业工作者临床、教学参考。出版至今，多次印刷，受到广泛好评，还入选了 2019 年全国中小学图书馆推荐书目。

近年来，由于中医影响力的不断提升，尤其是中医药在疫情期间所发挥的重要作用，使得人们愈加期望对中医、针灸知识有更多的了解与认识。《针方奇谭》《灸火烟云》出版已经 8 年了，在出版社和广大读者的支持之下，我决定对两书进行修订再版。

本次再版，首先对书中的错漏之处进行了修正和补遗。比如某些章节的故事，由于取材于多个文献，出处不全的地方，尽量补充完整。如《针方奇谭》第二十六章的内容，除来自《金史·卷一百三十一·列传第六十九·张从正》与《儒门事亲》外，还有《归潜志》。《针方奇谭》第三十一章的内容，除参考了《元史·卷二百零三·列传第九十方技·李杲》与《卫生宝鉴》外，还有《医史·东垣老人传》等。

其次，对图书的内容和形式进行了完善。比如第一版两书共有插图 20 幅，根据出版社和读者的建议，此次将插图增至 50 幅，以生动地表现故事中的情节，给读者直观的视觉体验。又如在《灸火烟云》第九章增加内容，说明发疱灸的施治，虽与季节有关，但也要根据患者的病况与气候的实际情况，灵活应用，等等。

愿两书能成为各位读者的良师益友，帮助大家打开针灸之门。

张载义

2024 年 11 月

前言

（第一版）

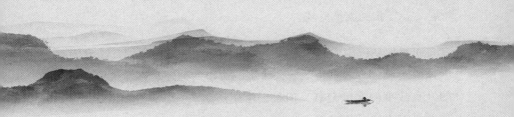

故事，可以解释为旧事、旧业、先例、典故等含义。

作为文学体裁的一种，故事侧重于对事情过程的描述，通过对过去事件的记忆，描述某个范围社会的文化形态，从而阐发道理或者价值观，对于研究历史上文化的传播与分布具有重要作用。

针灸故事，是通过对过去有关针灸医事的记忆，描述不同历史阶段，针灸在人类社会活动中所起到的作用。

本书就是以故事的形式，讲述我国历代医家以及民间医生奇特的针灸医事活动。

一 故事的取材

（一）史料

涉及针灸的故事，早在春秋时期左丘明的《左传》就已有所记载，《左传·成公十年》中秦医医缓为晋景公诊病的一段对于疾病的论述，讲到病魔在"肓之上，膏之下，攻之不可，达之不及"，其中的"攻""达"指的就是灸刺。

而有关针灸治病的故事，最早见于司马迁的《史记》。《史记·卷一百五·扁鹊仓公列传》中关于扁鹊医事的记述是迄今所见到的最早的针灸故事的文献记载。但是，由于历史久远，所记述的医事活动，可能会出现情节的逻辑性可信，而时间、地点、被治疗的人物讹错的现象。如扁鹊故事中秦越人为虢太子治病的事例，若参考春秋战国的编年史、秦越人进行医事活动的时间段，以及相关文献，如司马贞的《史记索隐》、刘向的《说苑》等，就能将其梳理清楚。

史料中，尤其是二十四史中中医名家的针灸医事大多具有一定的历史价值，但是，个别篇章中的故事情节，如《南史·卷三十二·列传第二十二·张邵》中徐秋夫为病死的魂灵针除病痛的事，就只能将它看作传说了。

另外，还有一些针灸活动的记述，载录于某个时期的某些地方志上，如于法开羊肉汤外加金针为孕产妇催产的事情记录于《绍兴府志》，孙卓三提壶揭盖治尿症的经验载于《江西通志》等。

（二）病案

来源于病案的针灸故事，最早出自淳于意的诊籍，见《史记·扁鹊仓公列传》。淳于意写下的诊籍，开创了我国病案记录的先河。

由于病案记录了真实的时间、地点和人物，事件的真实性确凿可靠，尤其是历代中医名家留下的专著中的本人行医的经验，就显得更加珍贵，如张从正的《儒门事亲》、窦材的《扁鹊心书》、罗天益的《卫生宝鉴》、杨继洲的《针灸大成》等。也有些内容取材于病例记录集大成的辑籍中，如江瓘的《名医类案》、魏之琇的《续名医类案》等。

（三）序言与跋文

有些素材来源于医书的序言与跋文，如崔知悌的《骨蒸病灸方》序言、庄绰的《灸膏肓俞穴法》跋文、吴瑭的《医医病书》序言等。前两篇关于灸疗的内容，是作者自己表白的写作动机及所经历的医疗往事。而后者则是吴瑭的弟子胡沄为吴瑭《医医病书》所作的序言，文中记述了他跟随大师的一段经历。

（四）杂记

也有部分内容，取材于一些文人的杂记当中，如沈括的《梦溪笔谈》、苏轼的《东坡杂记》等。

（五）古小说

部分故事取材于古小说，主要是宋元以前的小说集锦，如南朝刘宋时期记述魏晋人物言谈轶事的笔记小说《世说新语》、唐代传奇小说集《集异记》、宋代著名的志怪小说集《夷坚志》。还有宋人编写的一部大书《太平广记》，取材于汉代至宋初的野史小说及释藏、道经等和以小说家为主的杂著。记录南宋末年朝廷内外许多不见经传的野史的《齐东野语》等。取材于这类文献的有关内容，故事性强，事件的真实性还需要加以鉴别，但其中的道理还是值得玩味的。

（六）传说

除古代小说集锦外，还有少量流传于民间，难以找到出处的传说，也是本书故事的来源。

二 写作的基本原则

（一）忠实于原始资料，避免与史实冲突

本书故事的取材，有史有据，虽有所演绎，但也是在原始材料基础上的延伸，故事力求做到与针灸历史人物的史料相一致，故而在每一章的后面附上故事来源的主要参考文献。

（二）尽可能地发挥医理

原始资料中，有些医理讲得比较清楚，有的讲得比较模糊，还有言语极其简单，没有谈及医理的，本书尽其可能在史料中寻求内含的医理，或者从其相关的文献给予补充。如张洁古除臊臭的这一章，原始案例只有治法，但是，从他的治疗方法能够很明显地看出，他的这种取穴方法，是遵循着五输穴的五行生克关系而做出的选择。

（三）尽可能全面地概括出针灸各家流派的有关内容

考虑到历代医家所形成的针灸各家流派，为了能够概括出不同医家各具特长的针灸医疗特点，本书尽可能全面地搜集那些风格独特的中医名家的针灸轶事，尤其是中医院校教材《针灸各家学说》与《针灸流派概论》所涉及的针灸历史人物。

（四）内容真实性的区别与判断

取自经史、病案、杂记之类的故事内容，其真实性比较可靠，尤其是那些时间、地点、人物名称都很清楚的材料。但是，史料中也可能存在些许传说性质的内容，如《南史·卷三十二·列传第二十二·张邵》中秋夫疗鬼的故事就是一个典型的传说。一些取材于古小说的内容，如《夷坚志》《太平广记》《齐东野语》等，多具有野史的性质，但是，所述内容，对于针灸从业者，还是有一定参考价值的。本书对于不太符合客观现实的内容，在所在篇章的末尾都有说明。

（五）对人物性格的把握

故事的人物性格，主要根据史料中的有关记述，如《归潜志》说其"为人放诞，无威仪，颇喜读书、作诗，嗜酒……"《医史·东垣老人传》说其"幼年异于群儿，及长，忠信笃敬，慎交游，与人相接无戏言……"等。

本书通过对针灸人物过往事件的描述，旨在弘扬传统中医药文化，倡导先贤们大医精诚、高风亮节的大家风范，学习他们团结互助、肝胆相照的兄弟情谊，以及他们刻苦钻研、勇于创新的精神。本书广揽各路医家，所涉针灸治验各具特色，但愿本书对针灸临床工作者以及有志于此的针灸爱好者，能有所启迪。其不足之处，希望得到医界同仁的帮助与指正。

张载义

2015 年 8 月于上海交通大学附属第一人民医院

目录 MULU

14

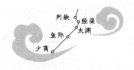

第一章

虢太子昏迷不醒疑命丧
秦越人妙手回春远名扬

两千三百年以前，一位老人带着几个弟子周游列国，为人治病。

一天，他们经过了漫长的旅程，来到一座城池的前面。

"师父！你看。"一个徒弟指着前面的城墙说。

"城内喧嚣，鼓乐阵阵，好像有什么重要的活动。"另一个徒弟接着说。

"城内传出之声，似祭祀活动所用的乐曲，还有巫师舞动的声响。这城，乃虢国之都城。想必宫中出了什么事，我们快点进去看看。"师父说。

师徒几个进入城内，径直来到宫门前，看到人们正在为病死不久的虢国太子举行盛大的祭祀仪式。

他们找到了负责管理诸侯卿大夫子弟教育的官员——中庶子，这位中庶子爱好方术，懂一点医学。

"请问，太子得的是什么病？"为师者问道。

"太子的病是血气运行没有规律，阴阳交错而不能疏泄，猛烈地暴发在体表，造成内脏受伤害。身体的正气不能制止邪气，邪气蓄积而不能疏泄，因此阳脉弛缓阴脉急迫，所以突然昏倒，不省人事。"中庶子答道。

"死了多长时间？"

"鸡鸣到现在。"

"收殓了吗？"

"没有，太子过世还不到半天。"

"太子现在何处？"

"在宫中。"

"请转告国君，我是渤海郡的秦越人，想拜见君王。听说太子不幸而死，我能使太子活过来。"

"先生讲话未免太荒诞了吧！人死了怎么能够复生？！"中庶子可不相信秦越人所说的这些话，他说："我听说上古时，有俞跗治病不用汤药、酒液，不以针石、导引，也不用按摩与药敷。拨开患者的衣服，他就能知道疾病所在的地方。顺着五脏输穴，破皮剖肌，疏通经脉，结扎筋腱。他能触动膏肓，用手指就能疏理隔膜。他能洗涤肠胃，修炼精气，改变容颜。先生如果有俞跗那样的本事，那太子就会有救。如不能那样，还不如去给那刚刚会笑的婴儿说去呢！"

听了中庶子的话，秦越人开始一声不响，过了好大一会

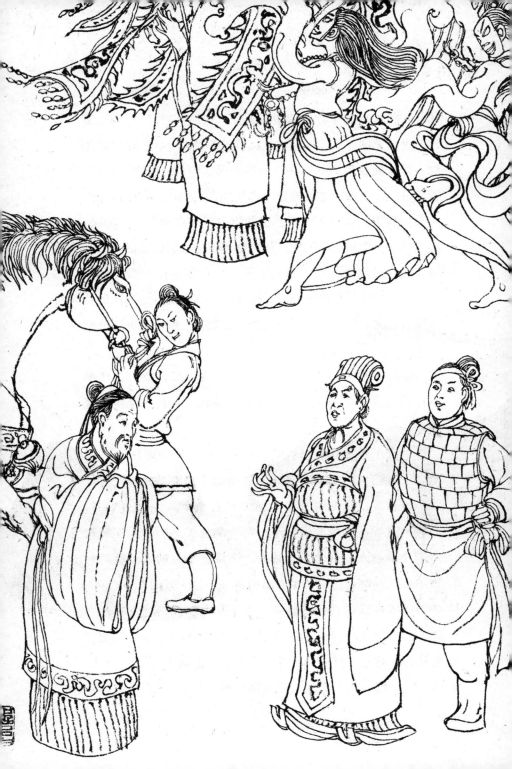

儿，才将头抬起来。他仰望着天空，叹道："哎！你只知道你所说的那些方法，这就像是从竹管中看天，从缝隙中看花纹一样。而我所用的方法，不等观形、望色、听声、切脉，就能够说出疾病所在的地方。我从外表的症状，就能推导出内在的病因，知道了内因，也就晓得了外在的表象。所以，不能只从一个角度看问题。如果你不相信我所说的话，那你可以去试诊一下太子，看看太子的鼻翼还有没有微微的扇动，听听他的耳孔内还有没有细微的声鸣。还有，你从他的大腿内侧向上探寻，直至会阴处，感觉一下那个地方还有没有些许的余温。"

中庶子本来不信秦越人，可听他说得如此笃定，便禁不住跑去太子处查看，一诊之下，果真与秦越人说得丝毫不差。

中庶子惊呆了，"这人怎么这么神？！知道得这么清楚。"他感到有些难堪，心想，这秦越人到底是什么人？

秦越人，渤海郡郑（今河北任丘市）人，又名少齐。年轻的时候在一个客栈做事，有一个姓长桑的客人在客栈留宿，秦越人觉得此人很独特，不像是平凡的人，就时时地细心照顾他。长桑君也看出秦越人不是一般的人。

出入客栈十几年之后，一天，长桑君把秦越人叫到一边，悄悄地说："我有秘藏的方书，因为年纪大了，想把它传给你，你可要好好地保存，千万不可泄露出去。"

"徒儿遵命。"秦越人高兴地应道。

"这是我的全部秘藏，你可要认真阅读，仔细揣摩。"说着，长桑君拿出他的秘藏方书，交给了秦越人。

长桑君真是慧眼识高徒，秦越人得到方书之后，认真研读，读懂了书中每一段每一句的意思，并且烂熟于心，很快就开始为人诊病，将所学付诸实践，疗效甚佳。

秦越人行医，有时在这个诸侯国，有时到另一个诸侯国，由于精湛的医术媲美于传说中轩辕时代的扁鹊，而被人们赞誉为神医扁鹊。

晋昭公时，国君宗族势力衰弱，而众大夫势力强大。众大夫之中，又以赵简子为首，独揽国家政事。不料，大夫赵简子暴病，连续五天不省人事，大夫们惊恐万分，唯恐权力重被国君宗族掌握而削弱了他们现有的利益。于是，他们急召秦越人，来为赵简子诊疗疾病。

秦越人给赵简子看完病后，被家臣董安于叫住。

董安于问："大夫的病怎么样？"

秦越人答道："血脉正常，没有什么值得大惊小怪的！过去秦穆公就曾经得过这样的病，七天就醒了。他的病和秦穆公一样，不出三天肯定会好起来。"

过了两天半，赵简子果然醒了……

秦越人就是这样的神人。

再说中庶子被秦越人神妙的判断惊呆后，愣了好大一会儿，醒过神来，这才想到要做的事，他急忙到内室禀报了国君。国君对扁鹊早有所闻，听他这么一讲，急忙下床，连鞋也顾不及穿，赤着脚，一路小跑出了门。

见到秦越人，国君激动地说："久闻先生大名，幸会！幸会！幸亏先生到来，太子可以活命了。如果先生你不来此地，那太子就没命了，只能下葬掩埋，再不可能回来了……"国君神情恍惚，语言颠倒重复，话未说完，眼泪就一串串地流了下来，悲戚之情不能自已。

秦越人说："太子的病，名为尸厥，是一种假死的病症。太子实际上还没有死，他的那种表象是因为阳气陷入阴脉而阻绝脏气的缘故。阳气袭入阴脉而阻绝脏气的能治愈，如果是阴气袭入阳脉而阻绝脏气的话，就难以保命了。像太子这种情况，多会在五脏厥逆时突然发作。高明的医生能治愈这种病，拙劣的医生不了解内在的原因而产生困惑，就使患者处于极其危险的境地。"

说完，他转过身来，招呼几个年轻人上前，对国君说："这是跟随我的几个徒弟。请让我来为太子治病吧！"

"先生，请！"中庶子带着他们随国君一起来到了太子静卧的房间。

秦越人坐到太子的床边，为太子诊病。弟子子豹架起了药锅。

"子阳，你给太子刺三阳五会！"诊病的时候，秦越人令弟子子阳，用砭针砥石，针刺太子的"三阳五会"穴。

子阳走到太子的床头，为太子度量好取穴的位置，刺了下去。

没过多久，太子慢慢地睁开了双眼。

"子豹，给太子温熨两胁！"秦越人见太子醒了过来，马上令子豹予以热熨。

子豹以八减剂加温，交替着温熨太子的两胁下，使温热的药气深入体内五分，过了一会儿，太子就坐了起来。

中庶子看到太子起死回生，想到了宫门前的祭祀活动，就急忙跑出来。他到了宫门前，对参加仪式的官员嚷道："太子醒过来了！太子醒过来了！"

这些官员转而又对参加活动的百姓大声叫道："太子醒过来了！太子醒过来了！"

鼓乐声、舞声、招魂的叫声和人群的嘈杂声很快平息了下来，一片静寂。

不知谁突然敲起了鼓，乐声再度响起。不过这次换了个快活的曲调，场上欢腾了起来。

此后，秦越人又为太子调理阴阳，太子服药二十余天，病就全好了。

太子病愈的消息传遍各地，人们纷纷议论，说扁鹊能使死人复活，而秦越人却说："我哪有起死回生的本事，他们本身就能活得过来，我只不过使他们早点恢复了健康罢了。"

秦越人为虢太子针灸用的腧穴，名曰"三阳五会"。百会穴也有一个别名叫"三阳五会"，位于头顶部前后正中线上，两耳尖直上之处。之所以有"三阳五会"这个异名，是因为，该点为足太阳、足少阳、手少阳三条经脉所经之处，又是这三条经脉与督脉、足厥阴经相交会之处。也有人通过绵阳双包山汉墓出土的涪水经脉木人来给予解读。经脉木人中，手厥阴脉经颈部侧方上头面，过耳前直上巅顶，过三阳成五会，左右相会于督。即木人最为特殊的地方在于左右两侧的手厥阴脉直上头顶而在督脉上交会终止，其在侧头部与三条阳脉（手阳明及手阳明支、手少阳、足太阳）相切而形成了四个点交会，最后终止于督脉上的"通天"或"百会"而成为又一个交会，从而构成了"三阳五会"。

秦越人所说之"三阳五会"，究竟是一个穴，还是多个穴，今人就不得而知了。至于八减剂，药方早已失传，也就更无人知晓了。

参考文献

汉·司马迁《史记·卷一百五·列传第四十五·扁鹊仓公列传》、汉·刘向《说苑·辨物》

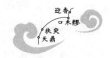

第二章

女缇萦长安救父感至情
淳于意病史成籍传千古

三王德弥薄，惟后用肉刑。

太仓令有罪，就递长安城。

自恨身无子，困急独茕茕。

小女痛父言，死者不可生。

上书诣阙下，思古歌鸡鸣。

忧心摧折裂，晨风扬激声。

圣汉孝文帝，恻然感至情。

百男何愦愦，不如一缇萦！

这是《汉书》的作者班固为弱女子缇萦救父的故事所写的一首五言诗。诗中说，仓公被指控有罪，递解至京城，家中无男儿，小女缇萦冒死相救，感动了汉文帝。

仓公为何人？又是因为什么事情而被治罪？

仓公，姓淳于，名意，临淄人，曾经做过齐国都城管理粮仓的长官——太仓长，因此，人们都称他为仓公。

淳于意年轻时非常喜欢医药方术，听说淄川唐里的公孙光善于传扬古方，就拜他为师，学习"方化阴阳"及"传语之法"，并将所学的内容一笔一笔地记录下来。不仅如此，他还多次请求老师再多传授一些知识给他。

过了一段时间，公孙光告诉他："该传授的知识和技能都毫无保留地传给你了，我再也没有其他特长了。我身体衰微，不会再吝啬这些了。"

淳于意知道，想从公孙光那里再多学些技能已不大可能，于是就在空闲时，与老师一起深入地研究方义，每次讨论，他都能讲出一些独特的见解。

一天，公孙光见到淳于意，高兴地对他说："意，像你这样专心致志，富于思辨的人，一定会成为大国医的。临淄的公乘阳庆是我所敬服的人，他的方技奇特，外人大多不知道。我中年的时候，曾经想向他学习，只是由于当时杨中倩的阻拦，认为我不是这块材料，就没能拜他为师。现在，我要带你去拜会他，因为我觉得你倒是非常适合当他的学生。"

也巧，就在这个时候，公乘阳庆的儿子男殷来找公孙光办事，于是，淳于意就有了与男殷亲近的机会。

公孙光将淳于意介绍给男殷，说："淳于意喜好方术，希望你们以后好好相处。"后来，他还专门写信给公乘阳庆，向他推荐淳于意。

高后八年（公元前180），公乘阳庆接纳了淳于意。这时，淳于意26岁，公乘阳庆已70有余。由于家境富足，不肯为人治病。淳于意伴侍在公乘阳庆左右，兢兢业业地为公乘阳庆服务，一待就是好多年。

一天，公乘阳庆把淳于意叫到身边，对他说："你以前的那些方书就不要看了，所载录的东西都不怎么样，我有古人留传的黄帝、扁鹊的脉书，五色诊病法，能知患者生死，解决疑难病症，对经脉、药物等的论述都非常的精辟。我家富有，我又很喜欢你，想将这些秘藏方书都交给你。"

淳于意听了，十分感动，说："老师真是太好了，这哪儿是我敢于奢望的。"向往多年的事情突然成真，他高兴得不停地拜谢公乘阳庆。

打那以后，淳于意如鱼得水，努力学习方书并随时在实践中检验治疗的效果。一年以后，就有了一定疗效。

三年以后，他对疾病生死的预测，已少有差错。此时，淳于意39岁。公乘阳庆私下对他说："你已学成，可千万不要让我的子孙知道你学会了我的医术。"

淳于意学成后，为人治病，常常是药到病除。出师后，他经常出游，交际诸侯，但又不愿意受那些权贵们的约束，因此，得罪了很多求他看病又得不到医治的人，其中就包括赵王、胶西王与济南王。

当时，齐文王患肥胖病，气喘、头痛、视物模糊、懒

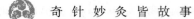
得行动。淳于意听说后，认为文王形气俱实，应当调节饮食，运动筋骨肌肉，开阔心胸，疏通血脉，以泻有余。可是有一庸医误施灸法，使文王病情加重以至于死亡。于是，这些王公贵族就以"不为人治病，病家多怨之者"为由，借机加罪于淳于意。文帝四年（公元前176）中，有人上书朝廷控告他。根据刑律，淳于意要被押解到长安去接受肉刑。汉代的肉刑就是脸上刺字的黥刑、割去鼻子的劓刑和斩左右趾刑。

淳于意家有五个女儿，没有儿子。女儿们看见他要吃官司，就都哭了起来。

淳于意看到家里都是软弱的女流，不禁叹道："生的都是女儿，没一个男的，有了急事竟都是些无用的人，罢了！罢了！"

少女缇萦听了父亲的话，心里很难过，决定随父西行。

来到长安后，为了救父，缇萦想到了上书文帝。她在文中写道："我父亲是朝廷的官吏，齐国人民都称赞他的廉洁公正，现在却犯了法，依照法理，犯法就应当受刑。我非常痛心处死的人不能再生，而受刑致残的人也不能再复原，即使想改过自新，也无路可行，最终不能如愿。我情愿自己被投入官府做奴婢，来赎父亲的罪，使父亲能有个改过自新的机会。"

缇萦的上书，几经周折，传到汉文帝手中，文帝为缇萦救父的情义所感动，就解除了对淳于意的肉刑，给了他一个悔过自新的机会。不仅如此，文帝还让丞相张苍和御史大夫冯敬商议改革刑法，将原来的黥刑、劓刑和斩左右趾刑改成答刑和死刑。文帝十三年（公元前 167），汉文帝正式下诏废除肉刑，开始进行刑制改革。这就是中国历史上有名的文帝刑制改革。

淳于意回到家中后，皇帝下了诏书问他关于诊病的一些事情，其中问道："你所治疗的，有些是一样的病，你治疗的方法不一样，同样的病，有的人死了，有的人却活过来了，是什么原因？"淳于意一一作答，有理有据。

诏书中又问道："你希望患者都能够挽回生命、恢复健康，可是有的患者没有达到你的期望，又是什么原因？"

淳于意回答道："这是因为患者饮食不节，情绪失常，有的不当饮药，有的不当针灸，所以，也有患者没有达到预期而死亡的。"

诏书中还问他，学过几年医？曾经取得哪些疗效？所治疗的患者当中，灵验的有多少人？都叫什么名字？患者是哪县哪乡人？属于什么病？发病时的症状如何？令人惊讶的是，淳于意都能做出具体的回答。

为什么淳于意对多年之前看过的患者，还能记忆犹新呢？看看下面两个故事，就会明白。

一天，淄川王头痛发病，召淳于意诊病。

"太仓公，你看我这头痛，伴着身热、烦闷，一直都退不下去。"淄川王说。

淳于意诊后说："这是热邪逆侵上部、症状严重的厥病，造成头疼身热，使人烦闷。"接着，他问道："最近，在生活起居上有没有发生什么事可能导致发病的？"

淄川王想了想，说："发病前一天，我洗了次头，洗完后我就躺下睡了。"

"头发没干就睡了？"

"是啊！而且很快就睡着了。"

"正是这个原因使您头痛。此乃湿邪内侵，郁而化热，热阻气机，以至于气逆于上。"

"那怎么办呢？"

"您的病在阳明分野，当从阳明经论治。这与济北王乳母足热而烦闷的热厥不同，济北王乳母的热厥是饮酒大醉所得，我是刺她脚心的三个点给治好的。"

"不会也给我刺脚心吧？"

"不会，她的病在下，而您的病在上。不过，在针刺之前，还是准备些冷水，用冷水敷头，先临时降降温。"

"好！"淄川王说罢，就让仆人端来一盆冷水，冷敷了前额。

敷毕，淳于意为他针刺足阳明，在左右足阳明经脉上，每侧选取了三个穴位，共六处，刺后不久，热就退了。

"太仓公真乃神针，为什么会有如此快的效果？"淄川王问道。

"针足阳明可泄热于外，导气于下，头痛自愈。"

"仓公辛苦了。来！坐下喝口水。"淄川王吩咐仆人倒茶。

"等一等，请问淄川王，有空白的帛片吗？"

"有，你可是要写什么？"

"我要把给您看病的过程记录下来，这有利于以后的诊疗。"

"仓公真是有心之人！案台上就有，你只管使用。"

淳于意取出一张帛片，在上面记录了诊病治疗的整个过程。

还有一次，齐国有一个名叫循的郎中令突然发起了急病，请淳于意前去诊治。

淳于意在治疗的间隙，将他随身带来的薄竹简放到案上摊开，用笔在上面简单地记下循的个人情况以及疾病的发生发展和治疗过程，他写道："齐郎中令循，突然昏仆，曾经经过多位医生的诊视，这些医生都认为此病是厥证，是逆气从下向上厥起，向上逆行而进入腹胸之中，先前他们用针刺的方法为他治疗。经针刺人中等穴位，到目前为止，尚没有取得明显的效果。"

记下这些后，淳于意为循切脉，诊后，对他说："你得的是涌疝，这个病会影响人的大小便。"

"是啊！我已经三天没有大小便了。"循说。

"你可要小心，你的病是由房劳引起的，所以，你要避免房事，配合治疗。"

"这个你也知道，真不好意思，我一定好好配合治疗。"

"那好，我给你开几剂火齐汤，你连服三天。"

"好！"

淳于意给循开了火齐汤，第一剂饮下后，循就解出了小便，第二剂饮下后又解下了大便，如此调理，三剂药就痊愈了。

循病愈后，问淳于意："你怎么这么熟悉我的病情？"

淳于意说："我之所以能知道你患的病，是因为我切脉时，你的脉象虽急迫，但从脉象看不出五脏患有病症。脉快是中焦、下焦热邪涌动。你的左手脉快是热邪往下流，右手脉快是热邪上涌，都不是五脏病气的反映，所以说是'涌疝'。中焦积热，所以尿是赤红色的。"

在能用针时用针，不能针时攻其内，与众医诊病有别，这就是淳于意之绝技。至于火齐汤到底为何方剂，有人说是泻心汤，也有人说是黄连解毒汤，但至今也没有定论。

淳于意每次外出诊疗，都要用笔记下容易忘记的内容，如患者的姓名、年龄、性别、职业、住处，及简要的病情，回到居处时再把它整理完整。

由于淳于意每次诊病，都有详细的诊疗记录，典型的病历，他都能记在心里，因此，他对皇帝诏书所提的问题，都能详细回答。

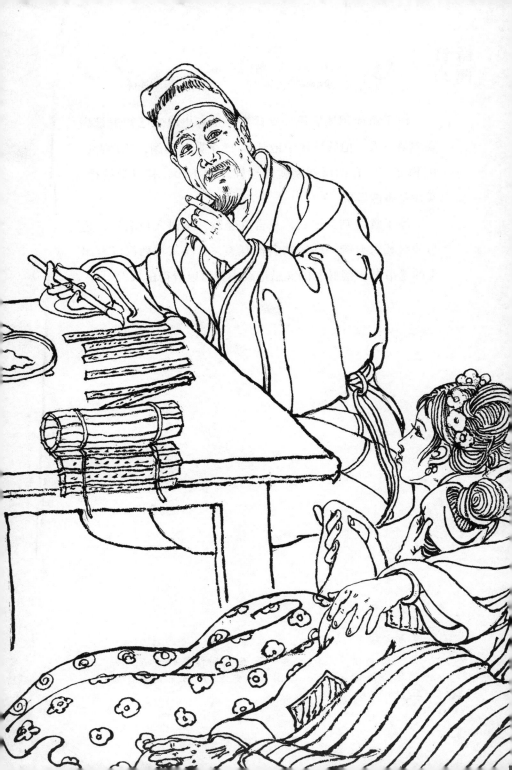

淳于意应诏述病例、立诊籍，是有史以来已知记录病案的第一人。他的诊籍中记录了 25 个典型病例，死亡者达 10 例之多。在西汉初期就能这样坦白不讳，其科学精神，实在是难能可贵。

淳于意的刺灸记载，只言其经脉，不讲穴位名称，这与当时还没有统一的经穴名称有关，从马王堆西汉汉墓出土的《帛书·经脉》的文献记载中就可以看得出来。

参考文献

汉·司马迁《史记·卷一百五·列传第四十五·扁鹊仓公列传》、汉·班固《咏史》《汉书·刑法志第三》

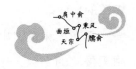

第三章

巧施计汉皇观诊帷幕前
难愈疾郭玉解读贵族病

东汉永元年间。

一日，众大臣与汉和帝刘肇在宫中议事，有人将话题引到了郭玉治病的事上来。

"陛下！都说郭玉看病灵验，可我们并不觉得如此。"

"此话怎讲？"汉和帝问道。

"我们好多大臣的病都是经他治疗的，就是没有多大的起色。"

"不见得吧！朕就曾亲自经历过郭玉诊病的奇验。"

郭玉，东汉名医，四川广汉人，汉和帝的太医丞。郭玉为人，有仁爱之心，不骄傲自大。即便是贫贱的老百姓或是受役使的奴仆，他也一定尽心尽力予以治疗，而且大多有很好的疗效。

和帝佩服他的医术，又想亲自考验他，看看他到底有多深的功底。

后来，和帝想出了一个奇招，他从后宫挑出一个长得阴柔俊美的宠臣，让他和一个宫女一起站在帘幕后，一个人伸出左手，另一个人伸出右手，让郭玉为他（她）诊病。由于两个人手的大小、形态、色泽相近，一眼看去，就像是一个人的。

郭玉切过两手寸关尺脉后，对和帝说："从脉的形态上看，这两只手不像是一个人的，左手是阴性脉，右手是阳性脉，这分别是一男一女之脉。"

"哈哈哈哈！"和帝笑了起来，说道："你们两个出来吧！"

郭玉被和帝弄得一头雾水，他抬头一看，只见帘后走出了一个和帝的宠臣和一名宫女，原来自己诊的脉确实是两个人的！

如今，这个让和帝这么心服口服的太医丞，其治疗疾病的效果却遭到了众臣的质疑，和帝觉得不可思议。

"得找个机会和郭玉好好聊聊。"和帝想。

郭玉从和帝那里听到了众臣对他诊病的看法，感到有些不快，但他很快地明白过来，调整好自己的情绪，对和帝说："陛下可以告诉他们，让他们像布衣草民那样到我这里来看病。"

"这里有什么名堂？"和帝很奇怪。

"暂时还不好说，等他们这样做了之后再说。"郭玉回道。

几天后，和帝见到郭玉，对他说："郭爱卿，朕已经找过那些官员，朕嘱咐他们说，你们以后到太医丞郭玉那里看病，须换下你们的官服，要和黎民百姓打成一片，免得民众看到你们会产生敬畏、惊恐的心情。你猜他们怎么着？"

"怎么着？"

"他们倒都听朕的，脱去官服，换上一般百姓穿戴的衣服，到你那里去了。"

"这我倒不知道，不过，这几天我觉得没有几个官员来看病了。我担心他们另请高明了。"

"哈哈！你没有发现吧？他们回来后，就告诉朕，说他们这次在你那里的治疗效果出奇得好，还说皇上英明。可朕就不懂了，这是什么道理呢？"

"我是个医生，首先要讲的就是'医'这个字。"郭玉说："医者，意也，就是说，医生在为患者做治疗的时候，要用心领悟，全神贯注，不能有丝毫的偏差，不要受外来因素的干扰。人的皮肤肌肉之间的关系是极其微妙的，经气的运行有它一定的规律，针刺时要根据经脉的运行来选取所要施用的针刺技巧，一点点的误差都可能影响治疗的效果。患者气血的虚实盛衰，掌握在医生的指端与心中，只可意会难以言传。那些穿着华丽的显要或者富商，处于尊贵的地位，使我心存惊恐。给这些人看病有四个难处，一来他们自作主张，不遵从我的治疗意见，二则不注意保养身体，三者，他们筋骨脆弱，不能接受药物治疗，还有，就是他们贪图安逸，厌恶劳动。"

"这样说来，正是因为你没有发觉那些在你那里诊病的、身着平民服装的官员的身份，你的注意力集中，心境没有被干扰，才有了如此好的治疗效果？"

"是的，陛下。"

"爱卿说得真有道理，令人佩服。"

郭玉精湛的医术源自一位乞食于人间、隐姓埋名的奇人。人们不知道他出生在什么地方，只知道他喜欢游历四方，到各地行医，常在涪水边捕鱼垂钓，于是就称他为涪翁。

涪翁特别精于针灸，遇有为疾所苦的患者，便随时扎针施灸，几乎手到病除。他还撰写了《针经》《诊脉法》等书。

一位名叫程高的年轻人非常诚心地想拜涪翁为师，但是涪翁并不想轻易地将医术传授给他。程高跟在涪翁身边求教多年，涪翁慢慢地发现他是真心实意要学习技能，为百姓服务的人，才把医术传授与他。程高学成之后，也隐藏行踪，退居乡野给人治病，不愿做官，取得了很高的医学成就。

后来，程高带了一个徒弟，这个徒弟就是郭玉。郭玉年轻时便跟随程高习医，尤得涪翁、程高两人的针灸秘传。

　　郭玉虽为宫廷御医，但先贤为医的优良传统一直影响着他。郭玉的医术、医德和对针灸与诊法的贡献，为后人所叹服。

参考文献
南朝宋·范晔《后汉书·卷八十二·方术列传第七十二·郭玉》

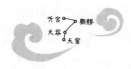

第四章

华子徒疗晕眩学施铍刀
佗师长诊孕妇巧判妊子

"哇！哇！"

院落里，人们围在一个木架旁，紧张地看着眼前这一幕，木架上倒挂着一名男子，腿脚被绳子缚着，衣服已被脱去，几个年轻人手里拿着刀正对着他的脉管刺去，发出喊叫声的正是这个男子。

拿刀的几个青年看上去很斯文，一派书生相，手里的刀也很特别，就是黄帝九针中带刃的铍针，亦称铍刀。

《内经》讲过九种不同的针具：一为镵针，头大末锐，宜浅刺皮表，多为皮肤病症所用；二为圆针，针如卵形，是揩摩肉分的按摩棒；三为锟针，头如黍粟之状，可按压经脉，以诱导经气；四为锋针，是点刺放血用的三棱针，多用以泻除实邪；五为铍针，针头带刃，常被用来泻除脓血；六为圆利针，针体微大，针尖锐利，多用于经筋病的治疗；七为毫针，针体细小如毫毛，九针治疗中的主体，临床中应用于多种内外科疾患，具有调和阴阳、补虚泻实的作用；八为长针，针体细长如麦芒，故又称为芒针，以治疗深部的痹痛；九为大针，针体粗大，针锋微圆，以泻关节积液。

铍针为九针中的第五种针，因其针头形如剑锋，所以，也叫作铍刀，以其来泻血治疗实热的病症。锋针虽也能泻血，但有人认为锋针泻血的力度还不够，就改用铍针从络脉放血。

"忍耐一下，一会儿就好了，要是受不了的话，我就给你用点麻药。"旁边一位长者一边指导几个年轻弟子操作，一边对倒挂的男子说。

刀进刀出，血流了出来。

"啊！怎么是这样的血？"观看着的人们惊奇地嚷了起来。

只见最初流出的是清的液体，接着的有些暗黄色，再之后流出的是黑血，开始血流得很慢，黑血过后，血色青紫，血流加快，少顷，鲜红的血液流了出来。

"好！准备上药，把人放下。"长者吩咐道。

弟子们把准备好的药膏敷在那男子的创口上，几个帮手上来解开了绳子，把这个男子放了下来。

男子被送进屋里后，长者让他躺在被子里，捂得出了一身汗，又给他服了"亭历犬血散"。

"怎么样？刀口还疼吗？"老者问。

"不疼了。"

"好！把你的眼睛睁开，睁大一点，眼前的东西看得清吧，头还晕不晕？"

那人慢慢地睁开了眼睛。

"咦！我看得清楚了，头也不晕了。"

原来这男子得的是眩晕病，头抬不起来，眼睛看不见，已经有好多年了，扎针吃药一直未能见好，听说名医华佗来此，早早就来打探，联系好诊疗的时间与地点，就赶来了。

而那老者就是名医华佗。

华佗，字元化，沛国谯（今安徽亳州）人，他年轻时在徐州一带游学，是个兼通数经的读书人。沛国的国相陈珪举荐他为孝廉，太尉黄琬要征他做官，他都不愿意。后来，他专精医术，就喜欢在民间为人治疗疾病。

他治病时配制的方药只不过几味药，心里明了药物的分量、比例，往往不用称量，把药煎煮好就让患者服下。他告诉患者服药的禁忌以及应该注意的事项，患者常常在华佗离开后不久就痊愈了。

如果需要灸疗，也只用一两个穴位，每个穴位不过烧灸七八壮艾炷，病痛就能应手消除。如果需要针刺治疗，只需扎一两个穴位，他下针的时候往往问患者，针刺的感觉怎么样，是酸还是胀，有没有痛麻的感觉。他还会问患者，感觉到哪里了，有没有到我所说的位置，如果到了，告诉我。

当患者说"已经到了"时，他便应声起针，病痛很快就解除了。

当病变结积于内，针药所不能达到时，他就改变治疗的方法，或动之以刀，或纵切脉管，或破其背腹、抽割积聚。

他配制的"麻沸散"，用后不大一会儿就能使患者像醉死了一样，毫无知觉。此时，他趁患者麻醉之际，开刀取出结积物。病患如果在肠中，就割除肠子患病部位，清洗伤口及感染部位，缝合刀口后再用药膏敷上，四五天后病就好了，不再疼痛，一个月之内，伤口便能愈合复原。

前面说的那个得了眩晕病，前来求治的男子，由于病情迁延过久，积聚太深，并不是一般针药所能治疗的，所以，华佗才改用铍针放血的办法。他让这个男子脱去衣服，叫人把他倒挂在木头架子上，使他的头在离地一两寸的位置固定住。然后，华佗用湿布洗擦这个患者的全身，并且，沿着脉管的方向用力地擦拭，此时，周围的人都能观察到他的静脉血管，发现血管里血的颜色不正常。于是，华佗就叫几个弟子用铍刀，把他的静脉血管割开，让那瘀积的、不正常的血液流出来。这样，就有了本文开头的那个场景。

华佗是战国秦越人之后的又一奇人，精通于内、外、

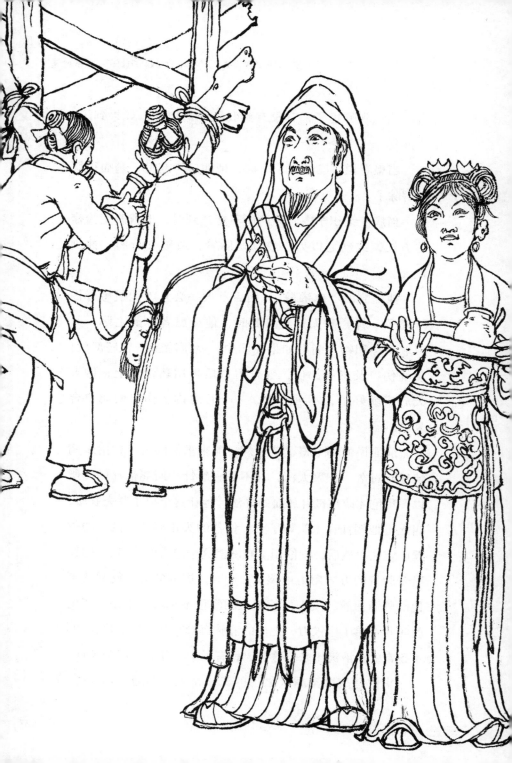

妇、儿各科。

他用自己配制的"麻沸散"为患者施行麻醉之后施行手术，可谓开创了麻醉下手术的先河。他用针刀治疗眩晕病，实际上是内科疾病的外治法。

秦越人诊法奇妙，而被人们尊誉为扁鹊。华佗则凭着他的绝技，被人们看作神医。

汉代有一个诸侯国，叫甘陵，辅佐甘陵王处理事务的是甘陵相。

一天，怀孕六个多月的甘陵相夫人突然腹痛不止，不停地哀号。华佗诊脉后，对他们说："胎儿死了。"

"怎会如此？！那怎么办？"听说胎死腹中，甘陵相和夫人又是难过，又是惊骇。

这时，华佗让身边的一个弟子用手触摸甘陵相夫人的腹部，对他说："你探摸一下相夫人的腹部，看看胎儿现在在哪个部位，如果在左边，那就是男婴，要是在右边的话，就是女婴。"

弟子走到相夫人的身旁，伸出手来触按她的肚腹左右，以确定腹中胎儿的位置。

"在左边，还是在右边？"

"在左边。"

"是个男婴！他是不会轻易掉下来的，还需要服用些流产的方药，才能将死婴流掉。"

甘陵相听了华佗的话，给夫人服用了华佗开的汤药，不久之后，甘陵相夫人果然产下一个男性死婴，经过调养，身体很快好了。

李将军的妻子与甘陵相夫人有着类似的遭遇，如果不是华佗，那后果不堪设想。

话说李将军妻子在妊娠期间，好好地突然发起病来，并且病得不轻，于是，李将军便召来华佗，为他的妻子诊治。

华佗切诊后，随口说道："胎儿已经伤到，但还没堕下。"

将军说："在你之前，我也请人来看过，可是，他们大多数人都说，胎儿受到了损伤，并且堕掉了。"

华佗说："从我刚才切出的脉象来看，胎儿还滞留在夫人的腹中，并没有去除掉。"

李将军有些不太相信，心想："别人都说胎儿已经掉了，夫人也有小产的症状，唯独这个华佗说胎儿还在。唉！我到底该听谁的？还是过些天再说吧。"

华佗看李将军犹豫不决，就对他说："你如果暂时还下不了这个决心，那就再观察一段时间看看。不过，你们要密切注意，一旦夫人感到哪里不对劲的话，请及时通知我。"

华佗说罢，告辞而去。

几天过后，将军夫人的精神状况稍微好转了些，将军不禁叹道："幸亏没让华佗动手，不然，夫人的这个身体，还不知要折腾成什么样呢！"

就这样，转眼又过了一百来天，李将军的夫人腹部又突然疼了起来，难以忍耐，不仅如此，连后脊也痛不可忍。不得已，李将军又想到了华佗。

华佗为将军夫人诊完脉后，还是那句话："是死胎。"

"死胎？不是流产流掉了吗？"

"是流掉了。"华佗解释道，"要知道，先前夫人一共怀了两个胎儿，应该生两个婴儿，可是，一个婴儿先掉了，由于当时血流得太多，因此，后面的胎儿就没能来得及产下。做母亲的自己没感觉到，其他人也没有想到里面还会有一胎，于是，这第二胎也就没有生出来。由于胎儿死于腹中，堵滞经脉，血脉又不能很快地回复，因此，得不到充足血液荣养的脊背，就相对干燥，并造成了脊背上的疼痛。"

"那还能打得下来吗？"

"现如今只好施以汤药，并针刺一处，看看这个死胎能不能下来。"

"那就按照你所说的去做好了。"这时，李将军不再犹豫了。

华佗给将军夫人服以汤药，并为之针刺了催产的穴位。

治疗后不久，夫人的腹部剧烈地疼痛起来，出现了生产的迹象，可是折腾了好大一阵，死胎还是没有能够下来。

华佗说："这个死胎日久干枯，看来，不大可能自己出来了，还是得让人把他掏出来。"

最终，胎儿被取出来了，真是一个死去的男婴，手足完备，颜色发黑，长度大约有一尺。

参考文献

南朝宋·范晔《后汉书·卷八十二·方术列传第七十二·华佗》、晋·陈寿《三国志·魏书·卷二十九·方技传·华佗》

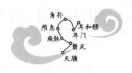

第五章

曹孟德发头风膈俞刺痊
华元化拒权贵魏境遭害

华佗诊断疾病是和别人不同，他往往看上患者一眼，或者搭一下脉就能将病情了解得差不多，并且，还能准确地判断预后。

盐渎（地名，东汉属广陵郡，今江苏盐城市西北）的严昕与好几个人一起去探访华佗，刚见到华佗，还没等他们张口，华佗就对严昕说："你感觉身体还好吗？"

严昕有点奇怪，回道："跟往常一样。"

华佗点点头，道："从你的脸色看，你有急病，可千万要注意，不能多喝酒。"

严昕将信将疑，华佗也没有再多说什么。谈话结束，几个人回去，行了几里路，严昕突然头晕目眩，眼前发黑，什么都看不清楚，竟从车上摔了下去，同行的人赶紧扶起他，把他重新安放在车上，乘车回家。第二夜，严昕就死去了。

郡守佐吏，掌管督察纠举所辖各县违法之事的督邮徐毅得病，华佗前去看望他。

徐毅对华佗说："昨天，让其府内的小医官刘租针刺了胃部，后来，便感觉到口苦咳嗽，想要躺下，总是不得安宁。"

华佗看了看，说："针刺没有触及胃部，是误中肝脏了，饭量会一天天地减少，看来，撑不过五天。"

果然，徐毅没能度过五天，就死了。

郡守府中的官吏倪寻、李延同时来到华佗这儿就诊，两人都是头痛发烧，病痛的症状也完全相同。可是，华佗却说："倪寻的病，应该用下法来治疗，而李延，就当发汗。"

"为什么要这样？"有人对这两种不同疗法提出疑问。

华佗回答说："倪寻是外实证，李延是内实证，所以治疗应当不同。"

华佗给两人分别服药，次日早晨起来时，两人都已病愈，行动自如了。

还有一名郡守得病，华佗认为，只要将这个人激怒，将其刺激到极致，病就好了。于是华佗多次接受这个郡守的礼品而不去给他医治，没有多久华佗不辞而别，只留下一封书信给郡守，信中将他大骂了一顿。

郡守先是送去礼品，却得不到救治，到后来连人也见不到，又看到华佗的留书，果然大怒，他命人追赶捕杀华佗。郡守的儿子知道内情，不让人追赶，郡守愤怒得更厉害了，一下子吐出黑血好几升，打那以后，他的病就不再发了。

这些神奇的诊病和治病的故事，使华佗的名声很快地传扬开来。

魏相曹操患有头风病，一发作起来就心中烦乱、两眼昏眩。听到华佗的名声，便把他召来。华佗诊查后为他针刺了背脊部附近的穴位。

"我是头目晕眩啊，你怎么针这个地方？"

"诸风掉眩，皆属于肝，肝血不足、肝风内动都可能导致昏眩。况且《难经》所云，八会之血会就在这里，肝膈部应该是针刺治疗之所在。"

华佗为曹操针刺了膈俞，风眩随手而愈。

"你就留在我的身边吧！"曹操感受到华佗医术之奇妙，就把他留在了身边。

后来，随着政务和军务的日益繁忙，曹操的"头风"病复发，并且加重了，于是，他就让华佗专门为他治疗"头风"病。华佗见曹操的头风并不像初次治疗时那么简单，就对曹操说："您的病在短期内很难彻底治好，即使长期治疗，也难有进展。"

曹操患头风，初始得华佗针刺立愈，这次复发病情加重，华佗却改变了口风，曹操的疑心病又犯了。

"华佗他能治好我这病，他之所以这样说，是想借此抬高自己的身价。"曹操对别人说。

华佗不想为曹操一个治不好的头风白白消耗时光，他想，如果自己在乡里，一天能为很多百姓解除病痛，一定要设法回去。

华佗以收到家书，想回家小住几天为由，请假回家，到家后又托词妻子有病，一直不回。

曹操多次写信催他回来，还命令郡县官员将华佗遣送回来，但是华佗还是不肯回来。

曹操大怒，派人前去查看，如果华佗的妻子果真病了，就赐给四十斛小豆，并放宽期限；如果华佗说谎，就拘捕押送他回来。

华佗的结局可想而知，他被关进许县监狱。曹操帐下的首席谋臣荀彧替华佗向曹操求情，曹操不理，最终还是将华佗给处死了。

华佗临死前拿出一卷书给狱吏，说："这卷书能救人活命。"

狱吏畏惧曹操的刑法，不敢接受，华佗也不勉强他，将那本书扔进了火盆。

华佗死后，曹操的头风病时常发作，但他还是耿耿于怀地说："华佗能治愈这种病。他却不肯根治我的病，想以此抬高自己。即使我不杀死他，他也终究不会为我除掉这个病根的。"

后来曹操的爱子仓舒病危，这时他才叹息道："我真后悔杀掉华佗，不然的话，这孩子也不至于死去。"

在《三国志·魏书·卷二十九·方技传·华佗》中，魏武王曹操的风眩，"随华佗之手，针膈俞而愈"。然而，《后汉书·卷八十二·方术列传第七十二·华佗》并没有明确孔穴的位置。《铜人腧穴针灸图经》卷三却在"脑空"条下载写此案，后世人多从之，但也有人认为，实际指的穴位是风府，如《扁鹊心书》中的头晕治验所言。

人们都知道华佗是被曹操杀害的，但是，很少有人知道曹操的孙辈对针灸学做出的贡献。曹操有个儿子是东平王曹徽，曹徽之子曹翕是个酷爱方术的人，他著有多部医书，其中涉及针灸内容的有《黄帝明堂十二经偃侧人图》《曹氏灸方》。《曹氏灸方》是继《足臂十一脉灸经》《阴阳十一脉灸经》之后的又一灸法专著。它较《足臂十一脉灸经》等书所载灸法孔穴多，并具体记载了灸法禁忌与禁灸的原因，展示了秦汉三国以来灸法的发展。

它的部分内容见于晋代陈延之《小品方》、隋代杨上善《黄帝内经太素》及唐代孙思邈《备急千金要方》等书籍中。

参考文献

南朝宋·范晔《后汉书·卷八十二·方术列传第七十二·华佗》、晋·陈寿《三国志·魏书·卷二十九·方技传·华佗》

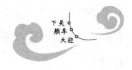

第六章

贤婶娘教导养子成大家
皇甫谧推举英才显名望

新安的一户院落，主妇任氏正在家中劳作。院门吱的一声打开了，一个青年兜着香瓜、甜果跑了进来。

"娘！给你吃香瓜。"青年从衣兜里拿出一个香瓜，在主妇的眼前晃了晃，笑嘻嘻地说。

没想到任氏接过瓜果，狠狠地摔在地上，流着泪说："静儿！我给你说了多少遍了，你怎么就一点记性都没有呢！《孝经》上说，'三牲之养，犹为不孝'，你不好好学习，没有半点本事，就算是用再好的酒肉来孝敬我，也是不孝的。今年你已经20岁了，还目不存数，心不入道，我心里怎能得到安慰？！"

激动之后，任氏叹道："从前孟母三次搬迁，为的就是给孟轲造就一个好的受教环境。曾父烹猪，是他信守给曾子的承诺，以此来教孩子讲信用。难道是我居不择邻，教有所缺吗？为什么你是这样的鲁钝？怎么就是不明白修身养性，一心一意地学习，这对你自己有益，与我能有什么好处！"

青年未曾想到，他的所谓孝顺，会得到劈头盖脸的责备，一下子懵了。

这青年就是皇甫谧，安定朝那（今甘肃省内）人，他的曾祖父是东汉时期的一位名将，官拜太尉候。但是到了皇甫谧的父亲时，家境已经败落，以至于连生活都相当窘迫。因皇甫谧的叔父没有后代，父母就将皇甫谧过继给了他的叔父，后来，皇甫谧随叔父迁居到了新安（河南的新安县）。

皇甫谧的叔父十分溺爱他，所以少年时代的皇甫谧就沾染上了当时官宦人家子弟的通病，不肯好好读书，整天吃喝玩乐，到了20岁，竟"未通书史"。

皇甫谧，字士安，幼名静，家人为他起这个小名，就是想要他安稳、静谧，能沉下心来读书学习，哪想到他太贪玩，且游荡无度。为此，叔母非常生气，常常为他的前途而担忧。这天，她把贪玩的皇甫谧赶出家门，想要给他一点教训。谁知他刚到外边就把长辈的教导给忘了，待他饿了想到要回家时，突然想到了被赶出门的那一刻，于是，他弄来些香瓜、甜果之类，洋洋得意地想，看我这样的孝顺，定能平息叔母的盛怒，哪知，他这样做，惹得叔母更加气愤。

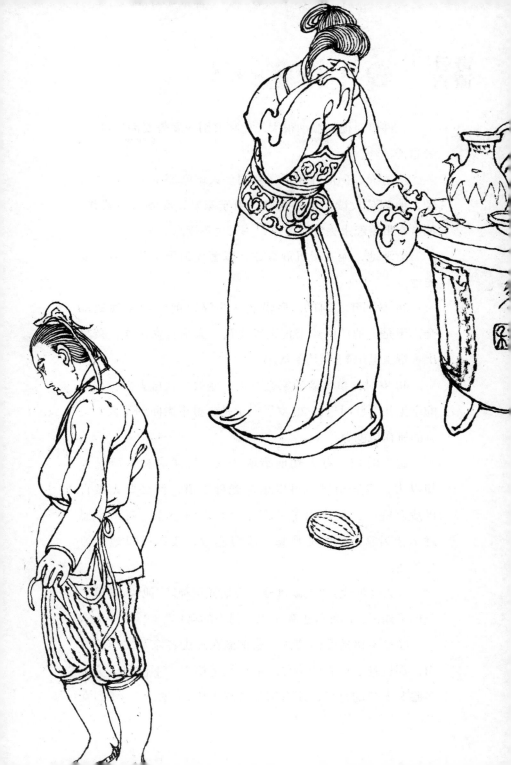

这件事对他的触动很大，他噙着泪花发誓要悔过自新，矢志苦学。

从这天起，他开窍了，到同乡人坦席那里学习四书五经，他刻苦攻读，虚心求教。由于家贫，必须亲自耕作，他常常带着经书去农田劳作，一天也不懈怠。

渐渐地，他变得沉静寡欲，以著述为乐，并自号元晏先生。

26 岁那年（241），皇甫谧认为汉以前的纪年残缺不全，于是，他广阅经书传记等典籍，旁采百家之作，撰写出《帝王世纪》《年历》等书。

40 岁时，皇甫谧的家庭发生了变故，叔母去世，叔母的亲生儿子此时也已 20 岁了。于是，皇甫谧回到了亲生父母的所在地朝那。

这一时期，有人劝他猎取功名，以求利禄，可是他却以为，身居田里也可以乐享尧舜之道，何必要先做官再成名呢？！他作出了《玄守论》表明心志，就是不愿意出仕为官。他醉心典籍，废寝忘食，夜以继日地学习与著述。

有人劝他说："攻读过分，会损耗精神。"他说："早上获得了知识，即使晚上死了也是值得的啊！"

经过不辍地发愤苦读，皇甫谧在经史各家及文学等方面，都达到了很高的境界。他擅长于撰文，不仅写出了许多脍炙人口的诗赋，还有诸如《高士传》《逸士传》《烈女传》《玄晏春秋》《鬼谷子注》等文史作品，皆负盛名。

皇帝得知他学识渊博、品德高尚，非常敬重他，便邀他做官，他不但回绝了，而且还从皇上那里借来一车的书来读，一时间成为天下奇闻。

太康年间的某一天，知名的文学家、政治家张华，拿来一篇文学作品，对皇甫谧说："老师！我这里有一篇赋文，请您过过目，给它作一个客观的评价。"

"什么样的赋文？"

"是描写三国三个都城的诗赋，名叫《三都赋》。"

"《三都赋》？有人写过《两都赋》，也有人写过《两京赋》，可我还没有看过谁写《三都赋》呢！快拿给我看看。"

张华将《三都赋》递给皇甫谧，皇甫谧迅速地阅读起来。

这篇《三都赋》文辞绝妙，韵味十足，打动了十分爱才的皇甫谧。

"哇！真是写得太好了。好久没有见过如此超俗绝妙的文章了，很难从中挑出瑕疵。张华！你说，这是谁的作品？"皇甫谧问。

"您估计是谁的？"张华反问道。

"陆机？听说他曾经有过这个念头，不过，这不像他的文风。"

"不是陆机！是一个叫左思的年轻人写的。"

"左思？！他是……"

"他是御史左雍的儿子。"

"这么有才气的青年，怎么就没听左御史讲过？"

"哎！左御史这个人，根本就不注意对孩子的培养。左思小时候身材矮小，貌不惊人，说话结结巴巴，傻里傻气的样子，人们都嘲笑他，可这个左雍，也像外人一样看不起他。左雍常常对别人说后悔生了这个儿子。就在左思长大以后，左雍还对他的朋友说：'左思虽然成年了，可是他掌握的知识和道理，还不如我小时候知道得多呢！'"

"嗨！哪有这样的父亲。不过，这倒也好，反过来激发了左思这孩子，使他发愤图强。"

"是啊！左思不甘心受到这种鄙视，开始发愤学习。他读过东汉班固写的《两都赋》，张衡写的《二京赋》，佩服文章的宏大气魄，华丽的文辞，可他也看出了其中虚而不实、大而无当的毛病。于是，他决心依据事实和历史的发展，试着写篇《三都赋》，把三国时魏都邺城、蜀都成都、吴都南京都总揽于他的歌赋中。"

"不错，很有雄心。可是，做起来却是很难的。"

"是很难，为了写好这篇赋文，力求有实有据，左思收集了大量的历史、地理、物产、风俗人情的资料。收集好后，他闭门谢客，开始动笔撰写。他一个人在屋里昼夜冥思苦想，常常是好久才推敲出一个满意的句子。这篇凝结着左思心血的《三都赋》，花了十年的时间才最后写成。"

"确实是花费了一番心血。"

"可好事多磨，到了该推出这篇文章的时候了，却又招来了一批文人的打击。当左思把自己的文章交给他们浏览时，他们就讥讽他。还有那个陆机，听说左思写《三都赋》，就说：'左思是谁？一个不知天高地厚的家伙，还想超过班固、张衡吗？太自不量力了吧。'不但如此，他还给弟弟陆云写信，用嘲讽的语气说：'京城有个小子，猖狂地要写《三都赋》，我看他就是写成了，也只配给我用来盖酒坛子。'他们对《三都赋》不屑一顾，认为作者是一位名不见经传的无名小卒，把《三都赋》说得一无是处。"

"陆机的才华，世人皆知，可对于这些后起之辈的作品，总不能连看都没好好地看一遍，就将人家给否决了。"

"左思的文章推不出去，就找到了我，我被他的文采和为文学献身的精神所深深地感动，认为这样的人才不能就此埋没，于是，我一边鼓励他，一边寻找机会，为他的文章面世做些工作。"

"应该这样，你做得对。"

"我对他说：'这么好的文章如果不得面世，那就太可惜了。那些文人只重名气而不看重文章，我也没有办法。不过，有一个人，他安稳沉静，为人正直，是大名鼎鼎的皇甫谧先生，让我和他一起来把你的文章推荐给世人。'"

"呵呵！说来说去你是这个意思。你先把这篇文章留下来，让我再好好看看。"

"那太好了！谢谢老师。"

张华走后，皇甫谧重又仔细地阅读了这篇文章，并为左思写了序言。而且，他还请来著作郎张载为其中的"魏都赋"作注，中书郎刘逵为"蜀都赋"和"吴都赋"作注。刘逵在注述的说明中写道："世人往往只注重古代人的东西，而轻视新事物、新成就，这就是《三都赋》开始不传于世人的原因啊！"

在皇甫谧的推荐下，《三都赋》很快风靡了京都，文人纷纷抄录，大量用纸，一时间，洛阳纸价飞速上涨。原来每刀千文的纸张一下子就涨到两千文、三千文，后来竟至脱销，不少人只好到外地买纸。人们对它称赞不已，甚至以前讥笑过左思的陆机，也细细阅读一番，点头称是，连声说："写得太好了，真想不到！"他断定若自己再写《三都赋》绝不会超过左思，也就停笔不写了。

这就是典故"洛阳纸贵"的由来，皇甫谧是《三都赋》面世的推手，没有皇甫谧，也就不会有"洛阳纸贵"这个成语。

皇甫谧并非一味地专注于诗赋、传记等文学著述，在他42岁的时候，他突然对针灸学产生了浓厚的兴趣。关于这事，还得从他的一场大病说起。

那年，就在他大展才华之际，不幸降临到了他的头上，他突然患了风痹症，半身不遂，右足萎缩，十分痛苦。接着又因误服有毒的"寒食散"，患了一场大病。

病魔的残酷折磨并没有使他灰心丧志，叔母对他幼时的教育，历历在目，他时刻警醒自己，不能松懈。

此时，他亲身体会到医疗的重要，他后来总结说："有八尺之躯，而不知医事，此所谓游魂耳。"于是他刻苦攻读医书，潜心钻研医学，尤其是关系到自己病痛的针灸。

等觉得经络的循行走向和腧穴的位置都掌握得差不多了，他就开始在自己的病体上做实验，在确定好针刺的位置之前，他要先了解一下穴位的针刺深度。

几天下来，为自己选穴扎针还算顺利。

一天，他喊来他的两个儿子。

"童灵！方回！你们两个听着，今后只要是我扎针的时候，你们都不要走开，要听我叙述针刺的情况和我对针刺的反应。"

"爹！我们听你的，还要我们做什么？"

"还有，每次针刺治疗的情况，你们都要在旁仔细地观察，用文字记录下来。"

"是！"

皇甫童灵与皇甫方回在父亲针刺自疗时就一直在旁边观察，并帮助他做一些病程记录。

又过了几天，皇甫谧要扎针了，他叫来两个儿子。

"童灵！方回！我扎针的程序你们都清楚了吧？"

"都清楚了。"

"那好！今天，我这个肩关节不太利索，肩背部要扎的穴位有的我够不到，童灵！方回！今天，我要你们给我扎这些穴位。"

"啊，不敢不敢！"弟兄俩有些害怕。

"不要紧的，这两个穴点我还能摸到，但是，我自己没办法下针。肩胛高骨上下的两个穴位，一个是天宗，在肩胛大骨下窝的凹陷中，另一个是秉风，在肩胛大骨上窝，这两个穴位的底下有肩胛骨保护内脏，只要用力不是太猛，就不会有什么问题。你们两个一人针刺一个穴位。"

"方回，你先扎。"

"哥，还是你先扎。"弟兄俩都不愿意先动手。

"童灵，你是哥哥，还是你先带个头吧！"皇甫谧说。

"好吧！我先来。"童灵答应了。

两兄弟先后在皇甫谧背上扎针，皇甫谧用手指和语言引导他们选准所要针刺的穴位，并在进针和运针时告诉他们针刺的感应，他说："下针的时候有点痛，不过，随着手法的熟练，会慢慢地好起来。另外，你们把我当作不认识的患者，克服心中的恐惧，进针速度再快一点，就不怎么痛了。"

后来，皇甫谧还让他俩在腰部、骶胯等处扎了针。

　　皇甫谧将每次的针感、疗效，加以分析，并且，在一定的时间，对针刺的穴位或是针刺的方法加以调整。就这样，他忍受着痛苦，用针灸和自己配制的药物，终于治好了自己的风痹症。

　　周围的患者听说皇甫谧应用针灸和药物，都能治好他自己的风痹，就纷纷前来找他求治。他凭自己的所学和实际的体验，悉心地为群众诊治，取得了较为满意的疗效，成为当时的名医。

　　皇甫谧并不以此为满足，他在自己的临床实践中发现，以前的针灸书籍不仅深奥难懂，而且多有重复，错误百出，不便于学习和应用。于是，他决心重新整理针灸书籍。他广泛地收集相关资料，除了积极寻找散失民间的典籍珍本，他还向皇上借书。

　　他以几部古典医书为依据，综合比较，"删其浮词，除其重复，论其精要"，并结合自己的实践经验，殚精竭虑，写出了《针灸甲乙经》。

　　整理古代针灸典籍可不是一件容易的事。过去的文献大多记在竹简上，为了翻阅资料，就需要一大捆一大捆地翻着看，逐一对照，发现与现时文献不同的，再把它记录下来。幸而皇甫谧的时代纸张已经广泛应用了，不然的话，很难想象他将如何完成这一工作。

　　皇甫谧撰写的《针灸甲乙经》，涵括了三部医学著作，即《素问》《针经》（即《灵枢》）和《明堂孔穴针灸治要》，内容包括脏腑、经络、腧穴、病机、诊断、治疗等方面。书中整理记录了当时的腧穴，总数为 349 个（包括单穴 49 个），记述了各部位穴位的适应证和禁忌证，说明了各种操作方法。这是我国现存最早的一部理论联系实际，有重大价值的针灸学专著，一向被列为学医者必读的古典医书之一。

唐代医家王焘评价此书是"医人之秘宝，后之学者，宜遵用之"。唐代医署开始设立针灸科，就把它作为医生的必修教材。作为第一部流传至今的针灸学专著，《针灸甲乙经》在针灸学的发展历史上产生过深远的影响。

皇甫谧一生曾多次谢绝朝廷的征召。46 岁时，他已经成为声名鹊起的著名学者，魏相司马昭下诏征聘他做官，他不愿就任，还写下《释劝论》，以表明志向。他致力于研究典籍，废寝忘食，被当时的人们称为书淫。晋武帝司马炎代魏称帝时续召，他依然不应。据传，为了避诏，他曾躲到陕西陇县龙门洞、平凉崆峒山。武帝频下诏敦逼，他上疏自称愿做草莽臣，仍然不考虑就任。晋王朝又推举贤良方正，他仍拒不做官。咸宁初年（275），晋武帝欲使皇甫谧做太子中庶，他还是以疾病为由而辞谢。后来，晋武帝又诏封他为议郎、著作郎等，他皆不从，并写出惊世骇俗的《笃终论》。

太康三年（282），68 岁的皇甫谧身体每况愈下，他感觉到自己的时日不多，就叫来自己的儿女，对他们说："有几件事我放心不下，如果现在不说，可能以后就没这个机会了。"

"爹！您慢慢地说，我们听着。"童灵、方回等子女围坐在皇甫谧的身旁，等待着他的训示。

"第一，当初晋帝征召时，我不愿应承，写下《释劝论》，是为了什么？"

"是为了明志，专注学问，不入仕途。"方回回答道。

"《释劝论》你们都看了不知道有多少回，不过，我还是要提醒你们，永远都不要步入仕途。"

"是！孩儿铭记，爹！你尽可放心。"

"好！看到你们这样我就放心了。第二，几年前，我写的《笃终论》，你们都明白里面的意思吗？"

"爹！看您又说这个。"童灵道。

"这样的话题是避免不了的，任何人都躲不过自然界的这种规律。"

"《笃终论》讲的是人死之后，精歇形散，所有的一切都不过是过眼烟云，物质的东西也失去了他的一切价值，因此，不必在仪式上铺张。"

"童灵啊！看你说话还遮遮掩掩的，《笃终论》是为我自己写的，我是说，在我死后，你们找块不毛之地，将我葬下，在我身体的下面放上一张草席，就行了。"

"这……"

"这是我的笃终遗训。"

同年，皇甫谧在张鳌坡去世，其子童灵、方回，遵照父亲的笃终遗训，以极其简单节俭的礼仪，将他薄葬于黄土坡边的一块不毛之地。世人称之为"皇甫冢子"。

皇甫谧的子孙，遵从了他的意愿，甘做平民，没有一个做官的。

参考文献

唐·房玄龄等《晋书·卷五十一·列传第二十一·皇甫谧》《晋书·卷九十二·列传第六十二文苑·左思》、晋·皇甫谧《针灸甲乙经》

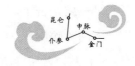

第七章

妙通者中印方术融贯通
于法开羊肉小针催产下

　　般若学是中国魏、晋、南北朝时期佛教的思想流派。般若是梵文的音译，全称为般若婆罗蜜多，意译为智慧、智、慧、明等，被认为是成佛的特殊认识。这种认识视世界上的一切事物和现象都是因缘所生，而没有什么实在的自体，故称性空。

　　东晋的一批般若学名僧，大都深受玄学清谈的影响，以超脱世务为高。但也有一些人仍然保持着汉魏高僧的特色，精于方技数术，把方技数术与传扬佛法结合起来。于法开就是这方面的杰出代表。

　　一天，于法开外出化缘，走着走着，天黑了下来。他加快了脚步，看到不远处的一户人家已掌上了灯，于是，他径直朝灯光的方向走去。

　　主人见来者是个出家人，急忙迎了上来。

"一路辛苦了。"主人说。

"阿弥陀佛。"于法开双手合十，躬下身来，行礼道。

主人领着于法开进屋，就在这时，内室里传出一阵妇人的尖叫："娘呀，娘呀！"

"怎么回事？"于法开放下行囊，问道。

"夫人临产，已经好几天了，还没有产子，把她折腾得又累又痛，还不知道会怎么样呢！"

"请大夫了吗？"

"请过好多人过来诊治都没有用，你看我们一家，急得像热锅上的蚂蚁一样，真是愁得没有办法。"

"咩——咩——"后院传来一阵羊叫。

"怎么晚上还有羊叫？"于法开又问道。

"再生不下来，夫人会没命的，我们没有什么办法了，只好杀羊，用祭祀的办法，祈祷神灵庇佑。"

"你们不要再瞎忙乎了，这事就交给我办吧。羊杀了，就先煮一点羊肉汤让产妇吃下。"

主人照于法开说的办了，吩咐家人杀羊煮汤。然后带于法开一同走进内室。

"使劲！用力！"内室里，一产婆坐在产妇的胯前，朝产妇吆喝道。

主人走到产婆身边，耳语了两句，产婆停了下来。

"汤煮好了！"这时，家人端来一碗没肉的羊肉浓汤。

于法开等产妇喝完热汤，掏出针具，拿出毫针来。

"啊！原来是个医僧。"

不错，这于法开，就是医僧，是于法兰的弟子，籍贯、家世已不详，按时俗跟随老师的姓，也就姓了于，法开是他的法名。于法兰是高阳（今河北境内）人，15岁出家，精勤诵习佛经，至20岁左右便已"道振三河，名流四远"，成为北方有影响的大乘学僧。素闻剡县的山水奇秀，于是便来到石城山麓立寺，后来成为元华寺。

于法开从老师那里学习经学知识，并能独立思考，对《放光般若经》《法华经》等的研究都有独特的见解。同时，他刻苦学习印度僧人传来的医学，结合中华的传统医术，以"妙通医法"见称。

升平五年（361），晋孝宗有病，宫中派人把于法开接去治疗。

于法开通过脉诊，知道孝宗已经无药可救，便不肯再为他诊治下去。

皇太后见于法开想法推脱，不禁大怒，下令道："皇帝得了点小病，昨天叫于法开视诊，他却只走到门边，不肯进来，种种借口，推辞不就，应该把他交由廷尉治罪！"

可是，不几天，皇帝就驾崩了，证实了于法开所讲的不错，于法开这才被免罪释放出来。从此，于法开的医名就更大了。

著名的书法家王羲之是于法开的朋友，王羲之有个内弟叫郗愔，他笃信道教，非常虔诚，但经常肚子疼，请了很多医生都没能治好。

于法开替他把脉，当即诊断道："你所患的这个病，正是吃得太精太细的缘故，精细的东西易于滞留肠胃，当用泻法。"

他开了一剂汤药给郗愔，郗愔服下之后大泻，却拉出几团纸来，像拳头那么大，打开一看，竟是先前服下的符文，惹得朋友常拿此事取笑他。

话说回来，于法开趁着产妇喝下热汤，全身气血流行之际，给她针刺了催产的穴位。

"准备接生！"于法开对产婆说。

他转动着手中的针，稍息，对产妇说："用力！"同时加大了针刺的刺激强度。

"哇——哇——"随着婴儿的啼声，羊膜伴着胎儿产下来了。产婆剪下脐带，清理掉胎儿身上的污物，用小包被裹了起来。

主人紧绷的脸露出了笑容，他接过婴儿，抱到夫人的眼前，夫人笑了。

于法开见她的衣服里外都被汗湿透了，对家人说："赶快给她擦身，换上干净衣服。"

"多谢法师！"主人向于法开深施一礼。

"不必客气，我本来就是个医僧，这也是我分内的事。"

于法开回道。

"可有一事我不太明白，你用针刺是为我夫人催产，那喝羊肉汤又是什么意思？"

"你夫人已临产多日，气力耗尽，仅靠针刺催生，产妇无法着力配合还是惘然。而羊肉，从其药性来说，性甘温，归脾、肾之经，具有补益中气、温煦肾阳的作用。正是羊肉这种扶助元阳的作用，增强了产妇的气力，才使得此后的针刺能有立竿见影之效。"

"法师高明！"

有关于法开的这段记述，说以喝羊肉汤加针刺，使羊膜与胎儿一齐产下，其中提到羊膜，可能是我国有关羊膜一词的最早记载。

于法开晚年在剡县山中继续钻研医术，以化缘行医的方式传扬佛法。

有人问他："法师理论高深，出行简便，为什么还要把医术看得这么重？"

于法开回答道："明六度以除四魔之病，调九候以疗风寒之疾，自利利人，不亦可乎！"

参考文献
《绍兴府志》、南朝宋·刘义庆《世说新语·术解》、南朝梁·慧皎《高僧传》

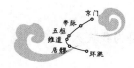

第八章

小刘昱急欲剖腹将胎验
徐文伯泻阴补阳见雌雄

魏晋南北朝时期，徐氏世医家族颇为有名。

徐家世医，由徐熙开创，从徐熙，经徐秋夫，到徐道度，再传至徐文伯等，共经历了七代。这七代人当中出了十二位名医，其中徐道度、徐文伯、徐成伯、徐之才、徐之范都曾进入宫廷，有的进入太医署任职，还有的被皇帝封为高官，得到器重，经常给皇帝及皇族治病，医术十分精湛。

就拿第四代的徐文伯来说吧，他曾官至南齐东莞、太山、兰陵三郡太守，也曾做过帝王的御医。

徐文伯在帝王身边做御医的时候，有很多治疗病证的绝招。

南朝宋孝武帝时，路太后突然肚子疼痛难忍，宫廷里其他御医都束手无策，就叫来徐文伯，徐文伯诊脉后说：

"太后的病应该是石搏小肠。"徐文伯用了消石汤进行治疗，太后很快就排出了结石，肚子也就不疼了，太后因此封赏了徐文伯。

宋明帝年间，有一个宫女患腰痛，痛发时连及心脏，不省人事，众多医生都诊断为"肉癥"，而徐文伯却诊断为"发瘕"，令人给宫女灌上香油，宫女服香油后，吐出丝缕头发状的东西就痊愈了。

徐文伯的诊断高明，他的针刺催产绝技更是为大家传诵。

一天，徐文伯与一个十多岁的少年一起出游，来到花园门口。

"喂，你看！"少年伸手指向前方，对徐文伯说。

"是一个孕妇。"徐文伯看见了，说。

"哈哈！我可以在她身上试诊，以断阴阳。"

"须广而诊视，并且留意观察孕妇的体貌特征。"

"你看这孕妇怀的是男孩，还是女孩？"

"您看呢？"

"俗话说，肚子尖，生男；肚子圆，生女。"

"那她呢？"

"我这只是从后面看，还看不出来。"

"那我们就绕到侧旁看一看。"

两人走到了孕妇的侧旁，又到了她的前侧。

"说尖不尖，说圆不圆，这……"孕妇的肚形不太明显，少年有些说不清楚。

"民俗中所谓生男生女的肚形，在她身上不甚显著，没法预测，还是搭脉诊断吧！"徐文伯说。

少年知道一点医技方术，自以为善诊，急于想知道孕妇所怀胎儿是男还是女，就与徐文伯一道搭脉，想一显身手。

"嗯！依据我的脉诊，这肚子里怀的应该是个女孩。"少年诊后说。

徐文伯上前为孕妇把脉，稍后，对少年说："是双胞胎，而且是一男一女。"

"不对，是个女的。"

"一男一女，而且男的左边有青黑色的胎记，个头比女的小些。"

两个人争了起来，谁也不服谁。

"我看到底是男孩，还是女孩！是一个，还是两个！"那少年性情急躁，突然从身上拔出佩刀，欲剖腹一验。

"啊！"孕妇被吓得哆嗦了起来。徐文伯也被惊出了一身的汗。

这年少究竟是谁，吓得孕妇只能低声惊叫，不敢反抗，连徐文伯都不敢轻举妄动？

不错，他正是当朝的皇帝刘昱。

刘昱，字德融，小字慧震，南朝宋明帝的长子，于明

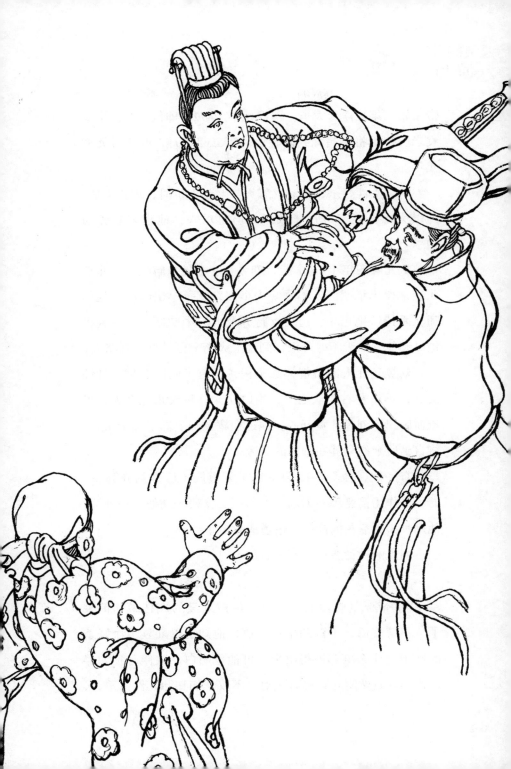

帝泰始二年被立为太子。泰豫元年（472）即位，由尚书令袁米、护军将军褚渊共同辅政。第二年正月，改年号元徽元年。

刘昱生性好杀，平时喜怒无常。刚即位时，内畏太后，外惧大臣，还不敢过于放纵，但是后来，他越来越无所顾忌。

从元徽四年（476）起，刘昱与左右随从解僧智、张五儿经常夜出承明门，不是晚去早回，就是早出晚归。他的随从手持铁把短矛，逢男女行人及犬马牛驴便刺。百姓害怕见到他，白天不敢开门，到晚上大街上更是见不到路人。

刘昱还让人准备棍棒数十根，各有不同的名称，针锤凿锯，不离左右随从之手，用以伤人，每天杀几个人，见流血卧尸，刘昱才觉开心。他还在耀灵殿上养了几十头驴，将自己所乘的马养在御榻的侧旁。

有一次，他竟要以领军将军萧道成（后来的齐高帝）的肚脐作为箭靶练习射箭，左右担心伤残，劝他换一种箭，他用骨头做箭头的箭射，萧道成才免于一死。

刘昱的种种恶行，不一而足。

"皇帝要剖腹验胎！"徐文伯被刘昱的疯狂举动惊呆了，不禁懊悔，不该和皇帝争执，他知道以刘昱嗜血好杀的性子，什么事都做得出来。可他也明白，这伴君犹如伴虎，不好贸然阻止，稍有差池，不仅孕妇和胎儿性命不保，还会给自己带来灭顶之灾。

　　这女子看起来已经怀胎七八个月了，眼下最要紧的是稳住皇帝，为孕妇争得一线生机。一番权衡之后，凭着宫廷里这些年的经历和长期的经验积累，他很快地定下神来，说道："陛下且慢，如果用刀斧剖腹，胎儿有可能会发生变异，那就更不好分辨男女了。不如把这女子送进内室，我用针灸催产的方法，便可让她分娩。"

　　"真的？"

　　"真的。"

　　刘昱将佩刀插回了刀鞘，命人将女子抬进屋里。

　　徐文伯拿出针来，扎在女子的两只手上，孕妇似乎没有多大的反应。

　　"这能行吗？"刘昱有些怀疑。

　　"我还没有扎好，还有脚上呢！"说着，徐文伯又在足踝附近扎上两针。

　　"看！还是没有动静吧！"

　　听了这话，孕妇真担心这个小皇帝耐不住性子，再来个刀剖肚腹，针刺的小痛，她暂且忍着，不敢出声。

　　而此时，徐文伯却说："我刚刚扎下这几根针，还没施行手法呢！"

　　"好吧！我就看看你有多大的能耐。"

　　"好，我这就开始运针了。"

　　徐文伯说完，就在孕妇手脚的针上提插捻转起来。

过了一会儿，孕妇的肚腹有些疼痛，可她还是咬着牙，忍住没有叫出声来，因为她担心，如果不停地喊叫却仍没有生产，可能会惹恼皇上。因此，她坚持着，没有呼叫。

突然，她的肚子一阵剧烈的疼痛，她忍不住了，屏足了气，大声地叫了起来。

随着她的喊叫，胎儿产下来了，一个男的，一个女的。

"啊！真的！"一旁的刘昱惊呆了，他看到，孕妇产下的两个胎儿，与徐文伯判断的完全一致。

刘昱向徐文伯问道："徐爱卿，你在针上使的是什么法术？"

徐文伯回答道："我只是泻足太阴经，补手阳明经而已。"

"泻足太阴，补手阳明？"

"对。"

徐文伯针灸催产诞下的两个胎儿有没有成活下来，已无法考证。后人窦汉卿在《通玄指要赋》中提及的"文伯泻死胎于阴交"，则是这一事件的另一个版本。

徐文伯所说的泻足太阴，补手阳明，后人认为是泻三阴交穴，补合谷穴。

从这个故事我们可以看出，在南北朝时期，针刺用于堕胎、催产已有相当经验。泻三阴交，补合谷，一直被运用于产科临床。徐文伯泻阴补阳催产下的故事，为中国针灸发展的史册添上了具有传奇色彩的一笔。

至于刘昱，这个劣迹斑斑的帝王，也因为他的暴戾残忍而落得一个悲惨的下场。

元徽五年（477），萧道成与直阁将军王敬密谋废除这个小皇帝。他们联络杨玉夫、杨万年等二十五人，欲借机杀掉刘昱。

7月7日这一天，刘昱带人到青园尼寺游玩，晚上，他们又到新安寺去偷狗，接着就往县度道人处饮酒。饮酒归来，一行人醉卧在仁寿殿里。杨玉夫、杨万年偷偷地潜入，用刘昱床头的防身佩刀将其斩杀。

事后，萧道成奏明太后，奉迎安成王入居明堂。太后在诏书中历数刘昱的罪状。刘昱穷凶极暴，自取其灭，将他废为苍梧王。

刘昱被杀时，终年15岁，被葬于丹阳秣陵县郊坛西，史称后废帝。

参考文献

唐·李延寿《南史·卷三十二·列传第二十二·张邵》《南史·卷三·宋本纪下第三·后废帝》

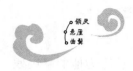

第九章

甄权公巧施单针多灵验
大医圣力荐高手不忌才

　　嵩山的道教庙宇药王庙里有一尊塑像，塑像两侧的楹联上写的是：妙灸神针扁鹊在世，圣医仙刀华佗再生。这庙宇为嵩山甄氏族人所建，供奉的是他们的先人——医圣甄权。

　　甄权大约出生于南朝梁大同七年（541）嵩山东南麓的许州扶沟（今河南扶沟），历经东魏、北齐、北周、隋、唐五朝十五帝，是与扁鹊、华佗、张仲景、孙思邈等齐名且有独特医学建树的名医。

　　甄权在年少的时候，因为母亲的病痛，开始与他的弟弟甄立言精心研究医术，专习方书，后来，他与弟弟甄立言皆成了名医。

　　甄权的成就突出表现在针灸学术方面，他一生行医，济活世人无数。隋开皇初，甄权任秘书省正字，后来因病辞职。

隋鲁州（今河南鲁山）刺史库狄钦，患风痹，手臂酸痛无力，无法拉开弓，好多医生给他治疗都没能解决问题。甄权看后说道："你只管将弓箭对着草垛，我一针扎下去，你就可以将箭射上去。"说罢，甄权就针了肩髃一个穴位，针毕，库狄钦就能拉开弓弩，将箭射向草垛。

武德四年（621），唐太宗李世民平定河南，派安康公李袭誉出任潞州（今山西长治）的地方官。甄权作为医生随李袭誉出行。

途中，甄权问及他所编绘的《明堂人形图》。

"安康公，我那《明堂人形图》，你看如何？如有什么不足，也请你提出来，以利于今后的修改，如有可能的话，请你将它呈送给圣上，以惠于万民。"

"这个，还是让我好好琢磨琢磨。"李袭誉不太懂得针灸，也就没太把这件事放在心上。

甄权随安康公李袭誉出镇潞州，顺便到药王孙思邈处小叙。见前辈到来，孙思邈热情相迎，话语中也流露出对前辈的景仰。

当他们兴致正浓的时候，院门外响起了叫门声，来人是深州（今河北深州市）刺史成君绰的部属，他带来了成刺史的信函。

孙思邈打开信函，见信中写道："……鄙人忽发颈肿，喉中闭塞，水米不下，已三日许，特恳请孙真人能从繁忙事务中抽身前来诊治……"

孙思邈向来人进一步了解了成刺史的发病情况。

"这咽喉肿胀得连水都喝不下去,如何用药?"了解病情后,孙思邈思忖着,该如何应对。

"出了何事?"甄权见孙思邈拿着信来回地踱步,心想肯定是有什么要事。

孙思邈转过脸来,眼睛一下子明亮起来,说:"正巧甄公来此,成刺史咽喉肿胀三天,滴水不能进,病况危机,汤液难入,我无能为力啊!您看……"

"这……"甄权见孙思邈欲请他诊治,恐自己一去,会伤了孙思邈的面子,有些犹豫。

孙思邈倒不忌才,力荐甄权救治,断然对家丁说:"事不宜迟,快去备马。"

甄权等人乘上车舆,火速赶到成刺史的寓所,见成刺史病卧于床,气息奄奄,其头面难以低转,颈部的肿胀,大得有几升之巨。

经过短暂的诊察与脉诊后,甄权取出针来,为成刺史针刺了左手食指指端的商阳穴。大约一顿饭的工夫,成刺史就感觉喉咙气息通畅了。

"多谢甄公相助,救命之恩,终生难忘。"成刺史感激道谢。

"气息通了,危险就过去了,好好养病,成刺史不必客气。"

"我三天没有进食了，现在能吃点东西吗？"成刺史问道。

甄权耐心答道："食物通道刚刚打开，况且你三天没有进食，脾胃功能已经受损，今天你可以饮水，也可以少吃一点细软的、汤粥之类的食物，注意啊！千万不要吃得太猛。"

"甄公所言，我一定遵从。"成刺史答道。

到了次日，成刺史的饮食已恢复如常。

甄权单针愈顽疾的事迹，让李袭誉对针灸的神效留下了深刻印象，也使他认识到了甄权所编的《明堂人形图》的重要性。

贞观初年时，李袭誉官拜少府监。他向唐太宗详述《明堂人形图》之妙，于是，太宗命他主持，将甄权的《明堂人形图》加以校订、充实，且经甄权审定。贞观四年（630），由官方修订、图文并茂的《明堂人形图》终于完成，并呈献给太宗御览。

唐太宗很仔细地看了《明堂人形图》，发现人体的胸、背部是五脏经脉穴道集中之处，而臀部穴位则较少。唐太宗由此联想到，鞭打的刑罚，在当时有五刑，分为死、流、徒、杖、笞。其中笞刑是最轻的，就是用竹板或小荆条抽打背部或臀部，从十下至五十下，分为五等。笞刑虽然最轻，却隐藏着危险，鞭背有可能将犯人误打致伤残或死亡。

因此，唐太宗为避免打死罪犯，就下令以后官衙行笞

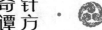

刑时只可打臀部，不可以打胸、背部。自此之后，公堂之上责打犯人时都是只棒打臀部了。

甄权除应用针灸外，还兼通药理。安平公李德林患偏风，甄权治以防风汤，兼刺风池、肩髃、曲池、支沟、阳陵泉、五枢、下巨虚七穴。服药九剂，针刺九次，李德林即逐渐痊愈。

贞观十七年（643），甄权102岁，唐太宗李世民亲自去他家探望，问到他的饮食起居，并咨询药性。甄权将所著《药性论》四卷上呈太宗，太宗任命他为朝散大夫，赐几杖衣服。当年甄权去世。

甄权撰有《针经钞》三卷，《脉经》《针方》《明堂人形图》各一卷，这些著作的部分内容可见于《备急千金要方》《千金翼方》《外台秘要》等书，对后世有一定影响。甄权的《明堂人形图》在当时流传广泛，孙思邈就是根据他所绘的图形，重新修订绘制成了"人体经络腧穴彩图"。

甄权不仅医术娴熟，还精通养生之道，提出吐故纳新可使肺气清肃，是健身延年的有效方法；主张饮食不必甘美，认为清素饮食可使胃气调和，精气增长。

参考文献

五代后晋·刘昫等《旧唐书·卷一百九十一·列传第一百四十一方技·甄权》

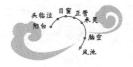

第十章

众病家痛点按压喊阿是
孙思邈德才兼备出两方

"酸不酸？"

"酸。"

"刚才痛的地方还是那么痛吗？"

"还是一样的痛。"

诊床上，一个人腿上被扎上了好几根针，边上一位老者一边捻针一边询问患者针刺的感觉和针刺后的反应。

这位老者用针灸治病，多是按照经络的理论选穴组方，每每都能迅速起效，而这一次不知怎的失灵了，针刺下去已有一顿饭的工夫了，却一点痛减的迹象都没有。

这个患腿痛的患者，怎么就这么迟钝？

"该用的穴位都用了，怎么没有作用呢？"老者犯疑惑了，心想，还有什么穴位好用呢？

他一边琢磨，一边用大拇指在患者的病腿上推移按压。

"哇！"就在老人推按的过程中，患者突然叫了起来。

"怎么？"

"好痛。"

"哪里？是这儿吗？"老人一边问，一边又再次按压了刚才的痛点。

"是这里。"

"痛吗？"

"你按的地方好痛。"

老者用左手拇指按压，右手拿起一根针，沿左手拇指指切处针去。

"啊！好酸。"

"现在感觉怎么样了？"老者进针后捻了一会儿，然后抽出针，问道。

患者下了床，走了走，说："咦？我的腿好像是不疼了。"

老者经过这次体验后，又在之后的痛症患者身上试验了多次，屡见其效。

由于患者身上有压痛点，找准压痛点按压时，患者会痛得叫一声"啊"，医生会问一下"是这里吗"，患者就会回答说"是"，于是，这个随痛点而定的穴位，后来就被叫作"阿是穴"，而提出阿是穴名称的这位老者就是大名鼎鼎的孙思邈。

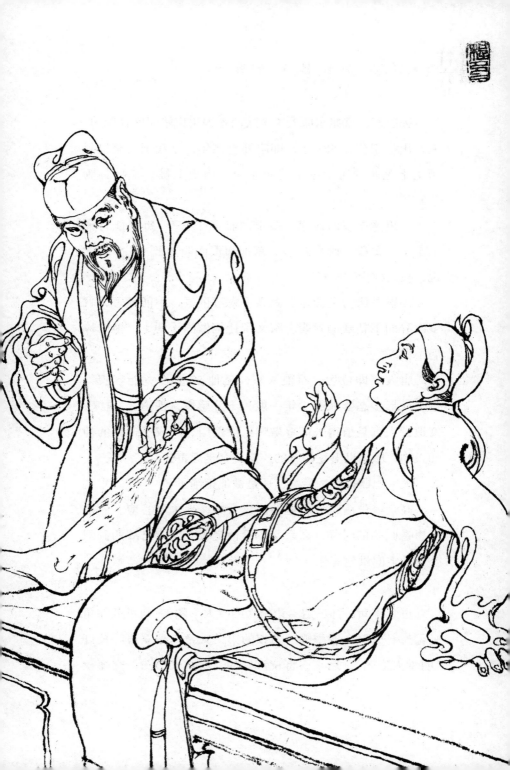

　　孙思邈，京兆东原人（今陕西省铜川市耀州区孙塬镇）人，出生于公元 581 年，即隋开皇元年，是我国乃至世界历史上著名的医学家和药物学家，历史上被人们尊称为"药王"。

　　孙思邈 7 岁时读书，就能"日诵千言"，每天能背诵上千字的文章，到了 20 岁，就能侃侃而谈老子、庄子的学说，被人称为"圣童"。

　　孙思邈认为走仕途、做高官太过世故，不能随意，就多次辞谢了朝廷的封赐。隋文帝让他做国子博士，他也称病不做。

　　唐太宗即位后，召他入京，见他 50 多岁竟能容貌气色、身形步态皆如同少年一般，十分感慨，便道："看来，修道的人真是值得人们尊敬啊！像羡门、广成子这样的神仙人物，原来世上竟是有的，怎么会是虚言呢？"

　　太宗想赐孙思邈爵位，还是被他拒绝了。

　　高宗继位后，又邀他做谏议大夫，他也不答应。后来孙思邈归隐的时候，高宗又赐给他良驹，还有已故的鄱阳公主的宅邸供他居住。

　　贞观年间，孙思邈奉诏修《明堂人形图》，与承务郎司马德逸、太医令谢季卿、甄权的弟弟太常丞甄立言等校订《明堂人形图》，后来，将校订好的《明堂人形图》交甄权审阅。

　　甄权接过《明堂人形图》，说："我从 18 岁开始学医，如今已超过百岁，我研究诸多经方，考查求证孔穴，发现有疑问的地方是越来越多，扁鹊针灸源于黄帝、岐伯，可如今距离圣道久远，人们都不知道，只是道听途说，所以，多有差错。"

　　孙思邈说："今天所用的针灸孔穴，应一概以甄公的《明堂人形图》为准，学习的人可以认真地研究这个人形图，以便于掌握准确的位置。当今从医的人都各自跟从自己的老师，不能综合掌握不同的治疗方法，救治疾病时不能全面地运用各种方法。或偏攻针刺，或偏于灸法，或仅用药物，抑或专于调节心智。只有综合应用这些方法，才能够纲罗诸多疾病，予以治愈。"

　　而孙思邈本人，受前辈甄权的影响，在临床上往往是针灸与药物并重。

　　孙思邈提出了同身寸取穴度量法，即"取病者男左女右手中指上第一节为一寸，亦有长短不定者，即取手大拇指第一节横度为一寸"。同时，对四指为三寸的"一夫法"作了进一步的阐述，他说："凡量一夫之法，覆手并舒四指，对度四指上中节上横过为一夫。"这种按同身寸取穴的方法，为医者提供了准确取穴的简便测算法，有利于针灸学的发展。

　　孙思邈的声望，在当时很是了得。名士宋令文、孟诜、卢照邻等文学大家都十分尊敬他，其中，卢照邻还是他的弟子。

一次，卢照邻染上恶疾，没能医好，找到了孙思邈。

孙思邈经过一番调理，很快地治好了他的病。卢照邻颇有感触，就向孙思邈请教："名医能治愈疑难的疾病，是什么原因呢？"

孙思邈回答道："对天道变化了如指掌的人，必然可以以其参悟人事；想对人体疾病了解透彻的人，也必须掌握天道变化的规律。天候有四季，有五行，相互更替轮转。天道之气和顺而为雨，愤怒起来便化为风，凝结而成霜雾，张扬发散就是彩虹，这是天道规律。阴阳之道，天人相应，人身的阴阳与自然界并没什么差别。人身的阴阳失去常度时，人体气血上冲则发热，气血不通则生寒，气血蓄结生成瘤及赘物，气血下陷成痈疽，气血狂越奔腾就是气喘乏力，气血枯竭就会精神衰竭。各种征候都显现在外，气血的变化也表现在形貌上，天地不也是如此吗？"

卢照邻问道："临床诊疗上该如何把握分寸？"

孙思邈说："胆欲大而心欲小，智欲圆而行欲方。"

"这两句话有什么深意？"

"胆大，是要有武夫般的气概，雄赳赳，自信；心小，是要如同在薄冰上行走，在峭壁边落足一样，时时小心谨慎。智圆，是指遇事圆活机变，不得拘泥，须有抢夺先机、出奇制胜的能力；行方，是指行为端正，不贪名、不夺利，心中自有坦荡天地。"

"不得拘泥，还需要不断地温故纳新，要知常达变。"孙思邈补充道，"比如说我用针灸治疗疾病，选择固定的经穴原本应该是有效的，但是，如果在针刺的时候针感差，疗效又欠佳，而在这个穴位的附近找到病家反应灵敏的阿是穴，重新刺下去的时候，效果就会明显地表现出来。"

是的，孙思邈治疗疾病，不拘泥于常规，时有创意。

一次，一位得了尿闭症的患者找到了孙思邈，他双手捂着肚子，呻吟不止，痛苦异常地说："大师！救救我吧。我的小肚子胀得很，实在是受不了，尿胞都快要撑破了。"

"你先躺下，让我看看。"孙思邈说。

患者松开衣带后，孙思邈看到他的腹部高高地隆起，像一面小鼓。此时若用药，恐怕是来不及了。于是，决定给他针刺。

"你坚持一下，我给你扎上几针。"孙思邈说着，顺势为患者扎了关元、中极等利尿的穴位。

针刺后，患者没有排尿的感觉，孙思邈运了运针。又过了一会儿，患者还是毫无反应。

孙思邈这时很是纠结，他想："尿流不出来，会不会是尿道口的问题？如果想办法从尿道插进一根管子，也许小便就能够排出来。可是，尿道那么窄，到哪里去找这种又细又软、能插进尿道里又不至于造成损伤的管子呢？"

就在这时，他忽然看到附近有一个孩子，正拿着一根葱管吹泡泡玩。这个情景猛然提醒了他，葱管细软而中空，不妨用它一试。

孙思邈找来一根细葱管，冲洗干净，剪下葱叶的尖头，将它小心翼翼地插入患者的尿道，并像那小孩一样，鼓足两腮，用劲一吹，果然，患者有反应了，叫道："我想小便！"

"快！递个尿壶过来。"孙思邈招呼道。

尿壶拿来了，还没有放好位置，尿液就从葱管里流了出来。

待尿液放得差不多时，他才将葱管拔了出来。

患者此时好受了许多，他站起身来，说："谢谢大师，解除了我的痛苦。不好意思，小便流到床上了。"

"没关系的，清洗一下就行了。你回去观察一下，有问题的话再过来。"

孙思邈认为生命的价值贵于千金，而一张处方就能救人于危殆，价值更当胜于千金，有感于当时有关方药本草、针灸孔穴的著作卷帙浩繁，仓促间不易求检，于是，他从众多的医书中总结治疗方法，删繁求简，去除重复，并结合个人经验撰写成《备急千金要方》《千金翼方》两书。从他的两本书中，可以看出，针灸疗法在当时已被广泛地运用于临床各科。

　　为了针灸临床应用的方便，孙思邈创立了"孔穴主对法"。即"穴名在上，病状在下，或一病有数十穴，或数病只一穴，皆临时斟酌作法用之"。这种形式犹如针灸临床手册，便于医生查询使用。除此之外，孙思邈还提倡用保健灸法。

　　孙思邈是古今医德医术堪称一流的名家，尤其他对医德的重视，被后世学医、从医的人传为佳话。他的名著《备急千金要方》中的《大医精诚》篇，更成为医疗道德教育的经典。而他本人，也是以德养性、以德养身、德艺双馨的代表人物之一，为历代医家和百姓尊崇备至。

参考文献

五代后晋·刘昫等《旧唐书·卷一百九十一·列传第一百四十一方技·孙思邈》、唐·孙思邈《备急千金要方》《千金翼方》

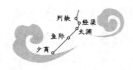

第十一章

唐高宗发旧病御医应召
秦鸣鹤愈头风龙首出血

"朕的头怎么啦！怎么晕成这个样子啊！"李治一边说一边用拳头不停地敲击着自己的头。见此情景，宫内侍从个个神色慌张，贴身的太监更是忐忑不安。

唐高宗李治，从小体弱多病，也因为这个原因而十分爱好医学。苏敬等编撰的《新修本草》就是在他任内颁布的世界上第一部国家药典，为中药学的发展做出了贡献。

李治30多岁的时候，经常感到头晕目眩，稍微劳累一点，就越发严重，而这一次竟然发展到天旋地转，连眼睛也看不见东西了。于是他急忙命人召御医张文仲和秦鸣鹤快快入宫。

张文仲，洛州洛阳（今洛阳市）人。他善疗"风疾"，是唐高宗时期宫廷内著名的御医。秦鸣鹤，里籍不详，与张文仲同为唐高宗侍医，可能是由于他的针灸技术特别娴熟，这次宣他们两人一同前来诊治。

唐高宗患头风有些时日，时作时止，时轻时重，头风发作时，张文仲予其风药治疗，常能奏效。然而，高宗这头风发作无常，有时发作起来相当剧烈，投以药物不是一时半会就能解决问题的。

听说这次高宗头风剧烈发作，张文仲心感惊慌，唯恐治不好高宗的病要被问罪。幸而能有善于针术的秦鸣鹤同往，对于高宗的病有了应急的办法，让张文仲一颗悬着的心放了下来。

"臣等叩见陛下，恭请皇上圣安！"张文仲与秦鸣鹤见到高宗，行跪拜礼。

"免礼了！两爱卿快点给朕看看，朕的头目晕痛，为什么这次发作起来这么厉害？"

张文仲和秦鸣鹤连忙上前为高宗诊病。

"朕的头风到底是什么原因造成的？"高宗待两人诊后，问道。

两人沉默了一下，秦鸣鹤看张文仲有些犹豫，就直截了当地说："陛下的头风是风热之毒侵袭至头部和眼部造成的。"

"那有什么办法可以治好？"

"如能在陛下的头上放放血，我想，是能够治好的。"

"陛下乃九五至尊，万金之体，怎可如此？！"张文仲听他这么一说，顿时紧张了起来，一边说，一边用手捣了捣秦鸣鹤的腰，提醒他要小心点。

"放肆！你一个御医，竟敢在皇上头上下针，还说要放血，你有几个脑袋？"就在这时，一个女人的吼声传了出来。说话的不是别人，是皇后武则天。

张文仲听到武则天的话，吓出一身冷汗，他急忙拉住秦鸣鹤的手臂一同跪下，磕头请罪说："请陛下恕罪！"

高宗很冷静，他打断武则天的话，说道："爱卿在讨论病情，恕卿无罪，我现在被这个病折磨得十分痛苦，也许秦爱卿所说的这个办法行得通呢？朕就不妨试一试，秦爱卿，你就来给朕做治疗吧！"

秦鸣鹤听了高宗的话，静下心来，取出针具，拨开高宗的头发，先在头顶的百会穴刺了一下，放出了点血，然后，又转到高宗的身后，在他项上枕后的脑户穴放出了一些血。

血放出来后，唐高宗果然感觉轻松了许多，他慢慢地睁开眼睛，脸上露出欣喜的表情，说道："呃！头不晕了，周边的东西也不转了。朕的眼睛看得清了！"

高宗能够让御医放手在自己身上诊治，在皇帝来说实属难得，而秦鸣鹤大胆医治的精神也令人赞叹。

秦鸣鹤刺血的穴位百会位于巅顶，为手足三阳经与督脉之会，而肝经亦与督脉会于巅。脑户位于枕部，也是督脉的穴位。督脉起于胞中，沿脊上行，入于脑，会于巅。两穴具有疏风活血、清热止痛、镇摄肝阳的作用。

参考文献

宋·欧阳修、宋祁等《新唐书·卷七十六·列传第一后妃上·则天武皇后》、宋·李昉等《太平广记·卷二百一十八·医一》

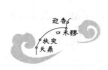

第十二章

商家富子弟赘肉阻气道
宰相狄仁杰玩针除瘤球

这是唐显庆年间发生的一件事。

一天，华州街市北面一带，黑压压的人群像是在围观什么。

就在这时，"哒、哒、哒"的马蹄声从远处传来，声音愈来愈响，马蹄的节奏也随之逐渐缓慢下来，人们不由自主地把头转了过去。骑在马上的那人，皮肤白皙，相貌英武伟岸，此人便是被称作神探的一代名相狄仁杰。

狄仁杰出生于一个官宦之家。祖父狄孝绪，曾出任贞观朝尚书左丞，父亲狄知逊，任夔州长史。狄仁杰通过明经科考试，出任汴州判佐时，被官吏诬告。工部尚书阎立本当时为河南道黜陟使，受理这个案子。阎立本讯问后，不仅弄清了事情的真相，而且发现狄仁杰是一个德才兼备的难得人才，谓之"河曲之明珠，东南之遗宝"，便推荐狄

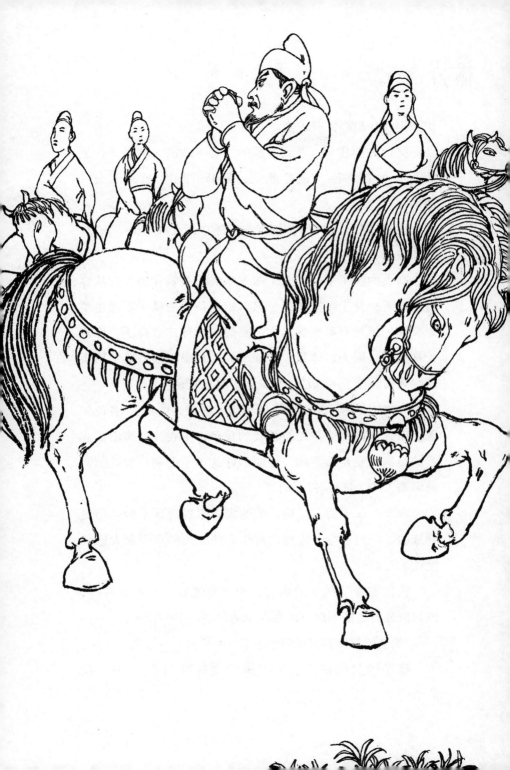

仁杰担任并州都督府法曹。

狄仁杰勒住马，看到人群中立着一块高大的牌子，上面写着八个大字："能疗此儿，酬绢千匹。"这是怎么一回事？

他从马背上下来，把缰绳交给随从，人群闪出一条道，狄仁杰走了进去。

高大的牌子下，一个十四五岁的男孩躺在那里，从穿着打扮看，是个富家子弟。只可惜这孩子的鼻子下面生了个赘瘤，足足有拳头那么大，赘瘤的根部连着鼻子，像筷子那么细。因为瘤体很大，孩子的两只眼睛被赘瘤牵拉得两眼翻白。孩子的病情十分危急，气息奄奄。

一个中年男子站在孩子的旁边，向众人哭求："各位父老乡亲，你们谁能帮忙救救我的孩子，帮我找到能治疗此病的良医，我定会重谢，谁能治好这孩子的病，我就酬谢他绢绸千匹，拜托各位了！"

看来，孩子病重难治，他的家人眼看着孩子的生命受到威胁，一时心急，才想出这个办法，为的是引起大家的关注。

狄仁杰看了孩子的病况，很不是滋味，心里在琢磨，该如何处置，根本没有留意孩子的父亲说了些什么。

"谁能治好我孩子的病？我就……"

孩子的父亲话未说完，狄仁杰就跟上了一句："我能治。"

人群中爆出一片喧哗声。

"谢谢贵人相助!"孩子的父亲上前施礼,并嘱咐家仆拉来车子,把一千匹丝绢放在狄仁杰旁边。

狄仁杰叫人把孩子扶起来,左手摸了摸赘瘤的根蒂,孩子哇的一声叫了起来。周围的喧嚣声顿时静了下来,人们屏住气看着狄仁杰和孩子。

狄仁杰右手取出一根针,在孩子的项后扎了进去,针尖朝向鼻子的方向,刺入肌肤一寸左右,刺入后,一边运行针体一边问孩子:"你的鼻子有感觉吗?"病孩点点头。

狄仁杰又继续运针,接着问:"针的感觉到瘤子上了吗?"

"到瘤子边上了。"孩子回答道。

狄仁杰左手在赘瘤的根蒂处碰了碰,孩子似乎没多大反应。这时,狄仁杰右手快速运针后,迅疾地把针拔了出来,在拔针的同时,他的左手在赘瘤的根蒂下面向上一闪,刹那间,赘瘤从鼻子上掉落下来,两眼也顿时恢复了正常。狄仁杰在断根处上了点药,也没流多少血,病痛就全部消失了。

"哇!""不得了!""好厉害啊!"人群中响起了一片喝彩声。

孩子的父母和亲戚看到这情景,眼泪哗地涌了出来,扑通一声,他们齐刷刷地跪在狄仁杰的脚旁,边哭边磕头。

"请收下这谢礼。"孩子的父母要把一千匹绢绸送给他。

狄仁杰笑着说："我是可怜你儿子性命危在旦夕。这是急人之急，为患者解除痛苦罢了，我可不是靠行医吃饭的。"

狄仁杰走出人群，跨上坐骑，径自离开了。

至于狄仁杰为什么手到蒂落，使赘瘤断了下来，这可能与他的针刺手法有关。狄仁杰注意到了针刺的方向，细心留意针刺的感觉传导，体会到患者对痛感的反应，待患者感到赘瘤的根蒂处痛感逐渐减退后，以迅雷不及掩耳之势，用暗藏在另一只手中的铍刀，断然切下了赘瘤。

参考文献

五代后晋·刘昫等《旧唐书·卷八十九·列传第三十九·狄仁杰》、唐·薛用弱《集异记》

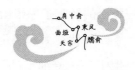

第十三章

国医针伤足针孔出雾气
道士转逆势定神化险夷

"啊！"

一位身着官服的男子在官道上骑马时不慎从马背上跌落了下来，痛不可忍，只见他两只手抱着痛脚，汗珠从额头上滴了下来。

"快！把他送回去，赶紧请太医。"同行的官员吩咐随行的侍从。

侍从将伤者送回家，又请来了太医。

太医检查完伤者，认为这是一般的损伤，过几天就会好的，就为他选了两个穴位，扎了下去。

"怎么样？有酸胀的感觉吗？"太医问道。

"没有。"伤者摇摇头说。

"这伤痛之处，瘀血阻滞，经气不畅，我先取下一根针，更换一个稍远一点的穴位。"这位太医想着，就把患者腿上的针起了一根出来。

可就在太医将那根针向外抽提的时候，奇怪的事情发生了。一道细细的，如烟雾般的气体从针孔处溢泄而出，太医见此怪事，惊惶失措，不知如何是好，还有一根针在腿上，也不敢起了。

太阳西沉下去，穴孔处还在向外泄气，患者感到身体的状况逐渐地衰弱下来。"再这样下去，此人将无法救治。"太医恐惧万分。

就在这时，一个声音从门口传了进来，"我能治得他的毛病。"

太医转过头来一看，原来是一位道士。

这道士途经此地，听说这儿发生的这一怪事，就赶过来探看，见患者果如人们所说的那样，有气从已刺过的针孔中泄出。

道士看了一下所针之处，对太医道："你哪能这样轻易地下针，生死之穴，不得有分毫的差错，人的血脉，犹如江河那样相互流通，针灸之要，在于领会其精髓，选好穴位。你也是一个针灸高手，可这一次，唉！这一次你却选错了穴位。"

随后，他招呼侍从，说："来！让他平卧在床上。"

将患者安置妥当后，道士拿出针来，对准其左腿气溢之处，说道："我将此针针入之后，原先扎的那根针就会马上跳出来。"说罢，将手中的针插入穴中。

就在这根针刚刚插入之际，原先没有拔出的那根针跃然而起，飞跳到屋檐檐板处，落了下来，原来如烟出气的那个孔穴，也很自然地闭合了。患者即刻转危为安，伤痛也减轻多了。一场惊惕到此化险为夷。

"多谢道长！"受伤的官员和太医连连拜谢。

"道长！这点东西，不成敬意，烦请道长笑纳。"受伤的官员命人拿来金银，欲赠予道士。

道士说："有水吗？"

"有，有。"

道士喝完一杯水，起身就走了。受伤的官员和太医追到门外，那道士已不知所终。

这是唐德宗年间的一件事。从史学角度看，唐朝时砭石针已几乎绝迹，而铁、铜等针具仍在使用。但针的质量低劣，意外之事，虽太医也难以避免，但是，如果精确地选准穴位，以恰当的手法施术，还是能够减少意外发生的。所谓气如烟出，不知是哪里来的气，或许是故事流传过程中，添油加醋而来。至于针跳到檐板，则更不可信。不过，道士主动登门，且敢于责备太医，说明他身怀绝技，后果应验，且不受名利，唯存救人之心，精神可嘉。

参考文献

宋·李昉等《太平广记·卷八十三·异人三》

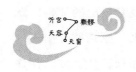

第十四章

视诊奇太祖皇体针效验
图谋反迭里特亡命归西

下面这个故事是发生在辽国历史上的一件真事，主人公是辽太祖的堂弟、针刺高手迭里特。

迭里特，字海邻。他的臂力大得惊人，是一个既善于骑射，又精于医术的契丹族人。他诊察人的疾病，犹如隔着薄纱看物品，大都能说得清楚。他绝妙的诊疗技术，深得辽太祖耶律阿保机及其宗室的青睐。

一天，太祖想吃酱鹿肉，招来迭里特，问道："阿弟，山林之间的野鹿，你能射得吗？"

迭里特答道："臣弟能射来。"

迭里特从马厩中牵出马，翻身上马奔赴山林。他在密林中见到几只奔跑着的野鹿，就抽出箭来射杀。当看到有一只鹿中箭倒地，准备再次取箭时，突然，马失前蹄，连人带马即将跌落山中，而就在千钧一发的时刻，迭里特一跃而起，从马背上跳了下来，稳稳落到草地上的同时，手中握着的弓弩再次放出利箭，又一只鹿应声倒下。

太祖得到这两只野鹿，高兴地夸奖迭里特，说："我弟弟的能力过人，万人之中也难得一人。"

又有一天，太祖胸闷，召迭里特诊视。迭里特仅通过望诊就判定了疾病所在的位置。

他说："膏肓有瘀血，犹如弹丸大小，但药物恐难起效，必须用针刺的方法才能治愈。"

"那你就给我扎针吧！"太祖应允道。

迭里特取出银针，向他左手所触及的部位刺去。

"感觉怎么样？"

"有点酸。"

"不是太厉害吧？"迭里特增加了针刺的强度，又问。

"还行。"

迭里特继续施行手法。

"咳，咳——咳！"太祖咳了起来，似乎喉咙里有什么异物堵住了。

"能吐就吐出来。"迭里特急忙抽出针，让人过来服侍，侍臣忙拿来一条汗巾，折叠好，捧在太祖的胸前。

太祖又咳了两声，哇地吐出了一小块紫黑的瘀血。

侍臣又递上一条干净的汗巾，太祖擦了擦脸，长出了一口气。

他不咳了，感到舒心多了。

迭里特所说的膏肓，膏，指心尖脂肪；肓，指心脏和膈膜之间。后来人们也将靠近心脏的背部穴位取名为膏肓俞。太祖针刺后的表现是咳出血块，血块咳出后，心胸部位的症状就解除了，说明他的疾患属于肺系，而膏肓俞正是治疗咳吐痰血的要穴，由此看来，迭里特选用的穴位，很可能就是膏肓俞穴。

迭里特是太祖的堂弟，每次进宫，都能得到一些赏赐。不过，太祖并没有给他什么官位。一来，考虑到迭里特并不热衷仕途；二来，因为迭里特的父亲耶律辖底，狡黠而善辩，招揽了许多奸佞之徒追随。

太祖在将即位的时候，曾想让位于辖底，辖底说："皇帝圣人，由上天所命，臣哪敢担当！"太祖将契丹最为尊贵的职务、皇帝之下最高的职位——于越赐给了他。

但后来，辖底不但带着儿子迭里特谋乱，还诱使太祖长弟剌葛等追随，不愿跟随的就杀。带兵到了赤水城附近，辖底有点害怕了，与剌葛往北走，到了榆河的时候，被平叛的追兵所擒获。

太祖问他："朕当初即位，曾经以国相让，叔父辞而不受；今天倒反而要拥立我弟为王，为的是什么？"

辖底对曰："我刚开始不知道天子的尊贵，陛下即位的时候，我看到了戒卫的森严，与我等臣宰不同。我在奏事时更有这种感觉，心有所动，开始萌生觊觎之意。思量着陛下英武，而您的几个弟弟较为懦弱，容易掌控。一旦事成，我便可取而代之。"

太祖转而对他的弟弟说："你们都听到他说的话了吧！"

太祖的三弟迭剌说："谋大事的，须用这样的人；事成之后，必须除去。"

辖底无言以对。

辖底与迭里特被囚禁了几个月，之后被缢杀。

临行刑时，太祖对迭里特的父亲辖底说："叔父的罪应当处死，朕也不敢赦免。如果你还有什么有利于国家的话，请你尽管说出来。"

辖底说："迭剌部人口众多，势力强，容易发生叛乱，最好将其一分为二，这样，就能削弱他们的势力。"

辽太祖通过这次平叛，进一步巩固了自己的权力。而医术高明的迭里特就此殒命，也不禁让人扼腕叹息。

参考文献

元·脱脱等《辽史·卷一百一十二·列传第四十二逆臣上·耶律迭里特》

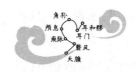

第十五章

契丹王收养弃婴在宫内
直鲁古苦学方术成太医

契丹首领耶律阿保机是辽王朝的创建者，史称辽太祖。耶律阿保机登上皇位后，四处攻伐，积极扩张领土。

公元 916 年，契丹士兵在耶律阿保机的率领下与吐谷浑（今青海、甘肃一带）守军进行了一场激烈的厮杀，吐谷浑人终因寡不敌众，节节败退。

"抓活的！""别让他们跑了！"

契丹人紧追不舍，溃散的吐谷浑军匆忙逃窜，跑得慢些的都被俘虏了。

"看！前面还有个骑马的。"一个契丹士兵叫道。

只见一个吐谷浑骑士，左手托着一个大皮囊，右手拉着缰绳，因为这大皮囊的缘故，他跑得很慢。眼看就要被契丹人马追上，他急忙丢下皮囊跑开，然后回过身来放箭射向皮囊，等到契丹人赶到时，那骑士已经没了踪影。

契丹士兵围住了皮囊。

"好像在动！"一个士兵嚷道。

"哇！哇！"士兵们听到了微弱的哭声，忙打开皮囊。原来里面是个男婴。

"这是怎么回事？"辽兵问了问身边被俘的吐谷浑人。

"这孩子是吐谷浑人的后代，他的爸爸就是刚才抛下皮囊又对着皮囊射箭的那个骑士，因为他不愿意自己的儿子被外族人得到，所以想把他杀掉。"一个俘虏说。

"他们家世代都擅长医术。他家医术的传人都是骑在马上诊病，在马上就能看出病根在哪儿，把病治好。"另一个俘虏说。

契丹士兵听说这个婴儿是当地名医的后代，便将这孩子交由上级处理。孩子最后辗转到了太祖耶律阿保机处。

太祖知道了事情的原委，决定让淳钦皇后抚养这个婴儿。

"收养这个孩子？！他可是吐谷浑人，他们可是把我们视作仇人啊！"淳钦皇后不太乐意。

"这孩子与他们有什么关系？！"太祖说。

"什么关系！吐谷浑人的后代，这骨子里……"

"孩子只是个婴儿，对所发生的一切浑然不知。"

"可是，对我们来说，他既不沾亲带故，又有世仇。"

"不是给你说了吗！这只是个婴儿，对所发生的一切浑然不知。再说，有亲缘关系又怎么样？我那叔叔！我那堂

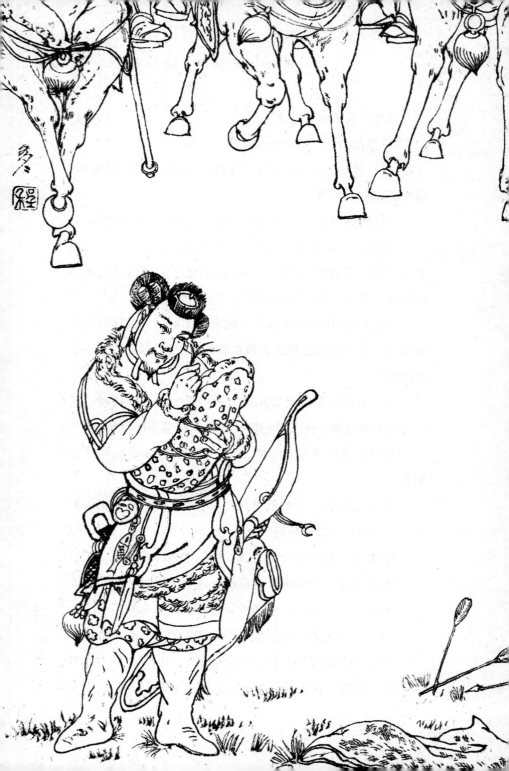

弟！辖底与迭里特可是我最亲近的人了，结果怎样？亲缘关系难道就是安稳可靠的吗？"

太祖接着说："还有，这孩子的父亲是一个医生，世医家族，诊疗疾病相当的神奇，说不定这孩子长大后，会像他的前辈一样成为一代名医，为我宗室与臣民服务。"

"可他毕竟是外族人啊！"

"这有什么？我们给他起个契丹名，作为我们的养子养在宫中，等他稍微大一点，就让他去学医。"

这个孩子后来就由淳钦皇后收养，并起名为直鲁古。

太祖在位时，任用韩延徽等汉人，改革习俗，建筑城郭，创制契丹文字。契丹人在原有的本民族医学文化基础上，又接受并掌握了源于汉民族的医疗知识和技能，太祖的堂弟迭里特在视诊与针刺治疗方面就颇有成就。

直鲁古在童年时期，就已经显露出他的聪慧，他性格沉静，喜读经书，对所学的东西能够深入钻研，融会贯通。

太祖的长子，长直鲁古 16 岁的皇太子耶律倍，对直鲁古影响较深。他精通汉学，长于医药砭灸之术，医学知识丰富，而且，在他的藏书中，还有一些在中原早已遗失的医学典籍。

926 年，直鲁古 11 岁时，太祖驾崩，由于淳钦皇后干政等缘故，耶律倍没能继承皇位，太祖的次子耶律德光继承皇位，史称辽太宗。太宗掌权后，继续扩张领土，945

年征服了后晋。大同元年（947），契丹改国号为辽，战争中掠夺来的各种医学典籍被送入都城。有了大量珍贵的医学前辈的著作和可提供咨询服务的医官及汉学家，此时的直鲁古，如鱼得水，医学水平大有长进，研读心得颇丰，诊疗疾病也多见良效。

成年后的直鲁古像他的祖辈一样以医学见长，尤其擅长于用针灸来治疗疾病。辽太宗时，他被任命为太医给侍。

直鲁古在自己的医学生涯中，积累了许多宝贵的经验，他总结自己的心得体会，写出《脉诀》《针灸书》等医著。明代的《世善堂藏书目录》中，曾收载了直鲁古著作的目录。

直鲁古这样一个被遗弃于战地上的婴儿，被皇室收养后，精心培养，经过刻苦学习，逐渐成长为辽代的名医，他先后经历过太祖、太宗、世宗、穆宗、景宗、圣宗六代帝王的统治，亲历过萧太后摄政时期。

景宗在位时，十分重视擅长于针灸的医学人才，景宗钦佩直鲁古的学识，给予他较高的地位。当被问及他何以能够达到如此境界时，他回答道："心无旁骛乃取胜之法宝。"是的，他孜孜不倦地潜心于医学而不受左右环境的干扰，是其成功的主要原因，他内心非常清楚，政治纷争，前途莫测，像太祖的堂弟、皇太子都能折戟，更何况他呢，只有专于治学，才能获得应有的尊重。

故史书曰：方技，术者也。苟精其业而不畔于道，君子必取焉。

1005 年，直鲁古 90 高龄时善终，是一位长寿的医家。

参考文献

元·脱脱等《辽史·卷一百零八·列传第三十八方技·直鲁古》

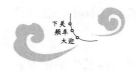

第十六章

皇上发病难疗令推名医
许希愈疾得赏遥拜扁鹊

"陛下！该吃药了！"

"吃药！吃药！我吃了多少药了，管用吗？"

"陛下……"

"我不吃这药，除非你另请高明，让我一两次就能感觉到治疗的效果。"

景祐元年，宋仁宗患病，太医治以汤药无效，无奈，只得另想他法。

"我听说开封有个医生，名叫许希，治病是蛮灵验的，可否请他来为皇上试诊？"冀国大长公主听说过许希的医名，就推荐他诊治。

"许希是哪里人？"皇上问。

"下蔡人，家住河南开封梁门西市三十里，以行医为业，后补入翰林医学。"

"攻读过翰林医学？"

"是的。"

"有何特长？"

"擅长针灸。因为他身在民间，所以，接触到的疾病还是很多的。"

"大长公主的推荐是不会错的，那就下诏，让许希进宫为朕诊病吧！"

许希应召进宫，为仁宗诊病，诊后说："针心下包络之间，能较快痊愈。"

"针心下包络之间？这胸中要害，要不得！要不得！"太医皆以为不可。

仁宗见此状况，无奈地摇了摇头。

就在这时，一个太监走上前来，说："臣愿以身试针！"

接着，又有几人表示愿以身试针。

仁宗应允了他们的请求，许希就在几个人的身上针刺心下包络。见针刺无碍，仁宗便同意接受这种针刺治疗。

许希为仁宗针刺心下包络之间，经针刺治疗三次，仁宗病愈。

仁宗甚是开心，任命许希为翰林医官，并赐绯衣、银鱼及金币。

许希急忙跪下，高呼："谢皇上隆恩。"

拜谢之后，许希并没有起身，而是转过身来，面向西方叩拜起来。仁宗不解，问道："为何不起，还要面向西方，叩拜不止？"

许希答道："我在叩拜扁鹊，他是我的老师，我能将皇上治好，不是我的功劳，而要归功于我的老师，我哪敢把老师忘掉？！"

仁宗继续问道："你的意思是要记住扁鹊？"

"是的，我想用陛下所赐之物，兴建一座扁鹊庙。"

仁宗为许希的精神所感动，遂答应了他的请求，在京城的西边建起了扁鹊庙。尊扁鹊为医神，封为灵应侯。

庙盖成后，学医的人都到这里来朝拜，许希在庙中从事医学教育工作，有许多人跟随他学习医术。后来，朝廷就在庙旁设立了太医局，由许希任殿中省尚药奉御。

许希著有《神应针灸要诀》一卷。

许希所说的心下包络之间，疑指膏肓的位置，即心脏与横膈之间。位于此处治疗心脏的穴位主要有膀胱经的膈俞与督脉的至阳。许希所采用的穴位很可能是胸椎两旁的膈俞穴。

参考文献

元·脱脱等《宋史·卷四百六十二·列传第二百二十一方技下·许希》

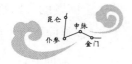

第十七章

仁宗帝得针惠推广刺灸
王惟一细考穴撰写图经

　　太医院里，医学生们围着一个真人大小的铜人模型，听翰林医官讲解。

　　这医官在讲经络腧穴，讲课之间，他突然提出一个问题："各位注意了，我现在要你们按我所指定的穴位给这个模型做针刺。如果你针刺不到位，那么针灸针就刺不进去，铜人模型也不会有什么反应；如果你针到位了，铜人就会从你所针穴位的穴孔中流出液体，然后，我再核实一下你扎下去的穴位是不是我说的那个穴位。"

　　学生们骚动起来，大家小声议论着，既怕被点名，又想亲自上去一试。

　　"第一个问题，中脘是哪条经脉的穴位，说说它的具体位置。你们谁来说一说？"

　　学生们口中念念有词，可还没有一个主动提出来要回答这个问题的，回答这个问题很容易，就怕上去试针出错。

"谁来回答这个问题？"医官又问了一遍。

"我来回答。"一位医学生从人群中走上前来，说道："中脘是任脉的常用穴位，它位于前正中线，脐上四寸。"

"很好，回答得不错。"医官拿出一根针，这针似乎比治疗时常用的针粗些，他对这位答题的学生说："来，你把这根针刺到铜人身上的中脘穴处，看能不能刺得进去，要是刺进去了，你就再把它拔出来。"

铜人身上穿着很薄的衣服，要想隔着衣服准确地扎入穴位不是一件容易的事情。

接过医官手中的针灸针，学生在铜人身上用手指度量了起来，确定好位置后，右手拿起针来，朝着铜人脘腹部的中央刺去。

针被轻易地刺进去了，而后，他又轻快地抽出针来。

"哇！"只见在他出针的地方，衣服湿了，医官脱下铜人的衣服，学生们看到铜人脘腹处的一个孔眼在出水，孔眼的旁边印有中脘两字。

医官化了一块蜡，将出水的孔穴重又堵了起来。

"大家都看到了吧！针灸腧穴的考试就是要按照这种方法进行，你们可都要用心领会，精确地掌握好定位的分寸。"

原来这个用铜做的人形针灸模型，上面密布了十四条经脉的全部穴位，身体的一侧就有三百多个穴位，试教或

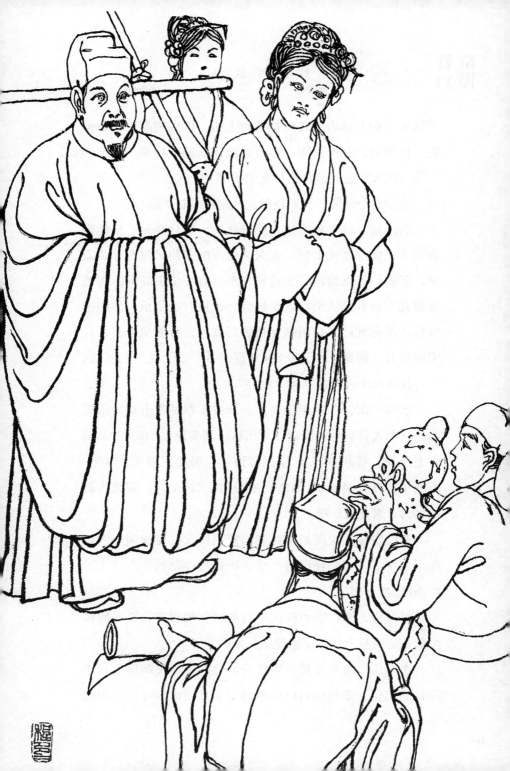

考试前，铜人体表的穴位都被封上蜡，体内则灌上水或水银，针刺时，刺中孔穴，体内的液体就能流出来。这个铜人是由何人所造，又是个什么来历呢？

关于这个问题，我们还得先从宋仁宗赵祯说起。

嘉祐初，仁宗犯头风，天旋地转，头目眩晕，只能静卧在床上，没办法上朝。太医给他开的方药又没有什么效果，于是，侍臣到宫外去寻找良医。有一位民间的游医毛遂自荐，说有办法治疗这个病症，就被召进宫里。游医进宫后，没有开药，只用毫针从脑后刺入，待取出针时，仁宗便睁开了眼睛，说道："好惺惺。"第二天，仁宗圣体已安，并将这个穴位命名为"惺惺"。

还有一次，仁宗患腰痛，李公主推荐一个士兵为他医治。这个人针刺他的腰部，才出针，就奏请仁宗说："恭请皇上圣安，请起步。"仁宗试着迈步，果然无碍了，"嗳！不痛了，这么灵验。"他高兴地说道，"这个穴，我就将其赐名为'兴龙穴'吧。"

宋仁宗接受民间医生针刺治疗了两次，还给两个穴位起了名字。宋仁宗还因为心病，接受过许希的三次针灸治疗而痊愈。

可以说，宋仁宗对针灸术有着特殊的感受，而民间医生能在皇帝身上动针，也说明仁宗的宽厚。

唐以后，由于《黄帝明堂经》已失传，民间医生对于穴位的定位，多根据自己的理解，而皇甫谧的《针灸甲乙经》这样的巨著，在民间的流传和普及也不是很广，这样，就产生了同一个穴位，在不同的医生手上，会针出不同的位置与不同的深度的情况。所造成的后果，或者无效，或者发生意外事故，甚则有一些致人死亡的事例。

宋仁宗考虑到针灸治病，需要准确地把握经脉的走向、腧穴的位置以及针刺的深浅度，差之毫厘，往往会谬之千里。于是，他提出，国家需要一位精于针灸理论与临床实践，治学严谨的医官，重新制定一个便于从医人员使用的针灸孔穴标准方案。

何人能够担当这一重任，众臣议论纷纷。最终，宋仁宗任命王惟一为这一项目的负责人。

王惟一，仁宗时的翰林医官、朝散大夫、殿中省尚药奉御骑都尉。

王惟一接旨后，首先考虑从《针灸甲乙经》中的有关篇章，还原出《黄帝明堂经》中的腧穴内容。而当时能指导针灸选穴的《明堂针灸图》大多亡佚，王惟一决定编绘一部针灸腧穴图谱，即后来的《铜人腧穴针灸图经》。

针灸治疗的国家统一标准细则很快制定颁布了，混乱局面大大改观。但由于经络看不见，摸不着，这使得标准的实施过程有一定的难度，王惟一认为应该用一种比文字记载更直观的方法来推行针灸术。针灸腧穴图谱是平面的，王惟一想，如果能再铸造出真人大小的针灸腧穴模型，岂不更好！他的创意得到了仁宗的全面支持，为他选派了绘画、雕塑、计量等方面的人才。

王惟一认真总结前人经络学说，结合治疗实践经验，精心设计了人体模型，又从全国征集能工巧匠，以铸造针灸铜人。经过各方不懈努力，不断地改进，腧穴位置相当精准的两尊针灸铜人，终于在1027年天圣五年问世，所以，这两尊铜人又称天圣铜人。

天圣铜人乃青年男子形象，真人大小，直立，体表满布穴位，孔穴表面遍涂黄蜡，使用时需向体内注满清水（或水银），将针对准穴位刺入，针入水出，为刺中穴位，没有出水，则说明没能刺到穴位。

两尊天圣铜人，一尊存放于太医院，供培养、考核针灸大夫专用；一尊摆在大相国寺公开展出，向世人普及针灸医学知识。

宋仁宗亲政后曾多次主持太医院针灸大夫的考核，严格把关。王惟一为铜人穿上常人的衣服，考生要隔着衣服把银针准确地刺入穴位，只有考试合格才能治病，否则不准行医。

北宋灭亡时，大相国寺内的铜人被金兵掠走，后经朝鲜辗转流入日本；太医院里的铜人流落民间。

《齐东野语》的作者周密，曾听舅舅章叔恭说过，他在襄阳任职时获得过针灸铜人的消息。周密在他的书中说了针灸铜人最后归属赵南仲的内府。赵南仲是湖北襄阳府赵方的儿子。赵方当时的官职是湖北路安抚使，他在襄阳任职时，赵南仲负责襄阳府里的饮食、给养的事务。也就是在这一时期，赵南仲有机会见到了天圣针灸铜人。专家推测，这尊针灸铜人是金军入侵东京（开封）前，皇室成员或其他人秘密带出南逃时留在襄阳府的。由此推断，两尊针灸铜人，有一尊被金军抢走，另一尊则流落到了襄阳。

被南宋小朝廷找到的这尊铜人，后来作为贡品献给元军，下落不明。

参考文献

元·脱脱等《宋史·艺文志》、宋·王惟一《铜人腧穴针灸图经》、宋·张舜民《画墁录》、宋·周密《齐东野语》

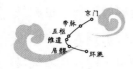

第十八章

处险境高官母气道塞肿
藏针头范九思笔锋点痈

宋嘉祐年间，程太傅的寓所内，几个医官给太傅的母亲诊病后，在讨论应该如何治疗。

"程太傅，这咽喉要道，气息食物出入之所在，你还是容我们赶快开痈把脓血放出来吧！"医生们心急火燎地要求道。

"可是我这老母亲，只让用药，就是怕动针动刀的，你就是跪下来，磕一百个头求她，她也是不愿意动刀排脓血。这，这，怎么办，还有什么其他的办法吗？"程太傅流着泪说道，看来，程太傅对他母亲的这个喉痹之症是近乎绝望了。

"但是，你也该想到，咽喉不通怎能咽药，即使能渗漏一点进去，也是难以奏效的。太史公云：'骄恣不论于理，一不治也'。"众医生看劝诫无望，又没有什么更好的办法，纷纷告辞离开了。

程太傅见众医生束手告退，疯了似的扑到床边，哭喊道："娘，你就看在孩儿的面上，忍耐一下，接受医生的治疗，好吗？"太傅是个孝子，他无法眼睁睁地看着母亲不治而亡。可太傅的母亲摇摇头，还是不愿意。

再说那几个医官，离开了太傅的寓所，边走边议论着。

"哪有这样的患者，很简单的一刀就能解决问题，就是不愿意。"

"是啊，是啊。"

"像这样下去，恐怕熬不过今晚了……"

正说着，碰到了同是太医的范九思。"范兄，从哪里来？"

"刚刚出诊回来。嗳！你们刚才讲的是谁？"范九思听到了他们的议论，问道。

"还不是太傅的母亲！说死也不愿意接受咽肿的外科治疗。"

"还有医官在那里吗？"

"没有，她不愿意治，我们待在那里还有什么意思！"

"那，总不能没有医生照应啊！"范九思说着，感觉到了事情的严重。

"可谁有办法不用刀就能治好她的病？"

范九思愣住了，不是因为这些医生的话镇住了他，而是眼前的场景让他的脑海中闪过一些恍惚的记忆。他隐约记得，李唐公主的病情和太傅的母亲有些相似，而李唐公主的病，却是用藏针的毛笔治好的。

想到这里，范九思决定要用这种方法来给太傅解难，于是说："那让我去试试看吧！"

众医生对他的说法深感怀疑，问道："你用何法？"

"到时你们就会知道的，让我先回去准备一下。"范九思说罢，急忙赶往自己的处所。

回到家里，他匆匆走进书房从书架上取出一本书，书名为《名医录》。

他打开书，翻到书中的一篇："李唐公主患喉痈，咽部肿痛多日，饮食难以下咽。医官看了以后都说，此症必须用针或刀划开患处，痈肿才能得以溃破。公主听说要用针或者刀，哇的一声哭了起来，说什么都不愿意这么治。公主的肿痛越来越重，最后，竟然连清稀的粥汤都无法饮入。就在这时，忽有民间的一个游医来到宫前，说：我可以不使针，不用刀，只用笔头，将药粘于痈肿的上面，霎时就能溃破。公主听了大喜，遂使人召其进宫。那游医只上了两次药，就使痈肿溃破流出脓血一盏多，公主顿时感到胸中宽畅了起来，两天过去也没有什么事。于是，她令游医交出方药。游医说：我是将针系于笔芯里，假装点药的时候，轻轻地划破那里，自然痈肿就溃破了，并没有用什么像样的药，所谓医者意也，只不过是以意取效罢了。"

范九思看罢，赶快合上书本，找了一支新毛笔，在毛笔上做了点小动作，然后，又带了点药粉，就离开家向程家赶去。

待范九思赶到程太傅的寓所时，原先给太傅母亲看病的那几个医生，已守候在那里，他们要看看范九思到底怎么治。

范九思打开了太傅母亲的口腔，看到咽部痈肿阻塞咽道，甚是严重。范九思急忙取出新毛笔，说："这种病，只有用未使用过的新毛笔，蘸上药，再点到痈疽上，才能有效。"

范九思用毛笔蘸上已准备好的药粉，朝太傅母亲咽部的痈肿点去，点到之处，顿时有紫血涌出，太傅的母亲感到她的气息渐渐地通畅了。

"咦！还有这种怪事！毛笔蘸药能点出血来。"众医感到不解。

太傅叹道："神圣之妙矣！"

在母亲病愈之后，太傅宴请范九思表示感谢，席间，太傅说："你那毛笔上到底蘸的是什么药，怎么会这么灵验？"

范九思笑道："也就是一般常用的无关紧要的药，我说用药，只不过是打个幌子。要知道，您母亲的病是热毒结于喉中，阻塞气机，若不及时给予宣通，会危及生命。可是，老人家坚持只可用药，不能用针。如果顺从她的意见，那么，您母亲必死无疑。我是看到您母亲的病不能再这样僵持下去了，就采用了一个小小的伎俩，将一根小针藏于笔头中，看似点药，实际上是用针针刺痈毒，不用针去刺它，怎么可能让紫血即时泻出来呢？！"

"噢！原来如此。"太傅恍然大悟，激动地说："太感谢你了，为了我母亲的病煞费苦心，没想到针灸有如此神效，我应当大力传扬光大。"

参考文献

金·阎明广《子午流注针经》、南宋·周守忠《历代名医蒙求》

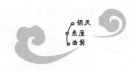

第十九章

富商贾遭惊吓吐舌难愈
王子亨刺泉根针后复回

"哎！我已随名家学医多时，也颇有心得，可在京都却无人前来应诊，这叫我如何是好？"王子亨心情沮丧，他低着头走在大街上，一边走一边喃喃道。

王子亨，名贶（一作况），北宋考城（今河南兰考、民权一带）人，自幼聪明好学，饱读诗书，但几次科考却都名落孙山，一气之下，弃儒学医，他从师于名医宋道方，经过两年的学习，自以为得到了老师的真传，掌握了些许方技之术的他，告别了师父，来到京都，本想凭着这身技艺闯出一片天地。哪知，事情并非如人所愿，王子亨在此地，既无名望，又无人举荐，所念之事，可想而知，那是何等的难呀！

王子亨走着走着，突然一个趔趄。

抬头一看，他不小心碰到了别人，那人正和一群人围着墙上的一张告示，边看边议论着什么。

"对不住！请多包涵！"王子亨赶忙道歉说。

对方没有回话，兀自看着告示。

"发生了什么事情？"王子亨问了一句。

"你自己去看吧！好像是一个富商舌头掉了出来缩不回去。"

王子亨站在人群外，听到大家议论纷纷。

"舌头都掉到外面了！哪能吃饭？"

"像个吊死鬼，还怎么出来见人！"

"谁要是能治好他这个怪毛病可就神了！"

王子亨挤入人群中，看到路边墙上贴着一张告示，告示上声称自己得一顽疾，吐舌不收已有十余天，粥饭都难以下咽，遍请了各路的名医诊治，都毫无办法，特贴告示以招纳贤士，若是有人能治得了这一顽疾，必将重谢。

王子亨看过告示，心中暗喜，心想，平时没有人上门求医，这下可好，终于有我表现的机会了。但转念又想，不知道这个人发病的原因，如何治得。

他急问身边的人："请问，病家是如何患上这种怪病的？"

"有谁知道这个患者发病的情况？"有人觉得王子亨像是个郎中，就帮他打听。

"我知道。"还真有人回应了，"病家是我们街坊邻居，是个做盐业生意的大商人，六七天前，朝廷发布了新的

《售盐法》，里面有一些严格的规定，这盐商看了此法，觉得这个新法大多数都是对自己不利的，震惊之下，舌头就不由自主地伸出口外，可这一伸，他就再也缩不回去了。"

"果真如此？"王子亨想确认一下。

"确实如此。"旁边又有几个人附和道。

王子亨长舒了一口气，让自己都能听到的怦怦的心跳平复下来，他整整衣服，鼓起勇气，走到墙边，把那张告示揭了下来。

"啊！有人将告示揭下来了！"

"这下盐商或许有救了！"

"请问郎君尊姓大名？"此时盐商家的下人走上前来，问道。

"在下姓王，名觊。"

"请这边走。"

"走哇！有好戏了！"有不少人跟在王子亨的后面边走边嚷。

到了盐商家的门前，看热闹的人全被挡在了门外，王子亨被领进了厅堂。

"这就是我们家主人。"引路的下人伸手指向桌旁。

只见一位四五十岁的男子坐在太师椅上，长长的舌头垂到了下巴上，王子亨看见了这种怪相，禁不住地哈哈大笑起来，他一边笑着，一边坐到桌旁，伸手搭上了男子的脉搏。

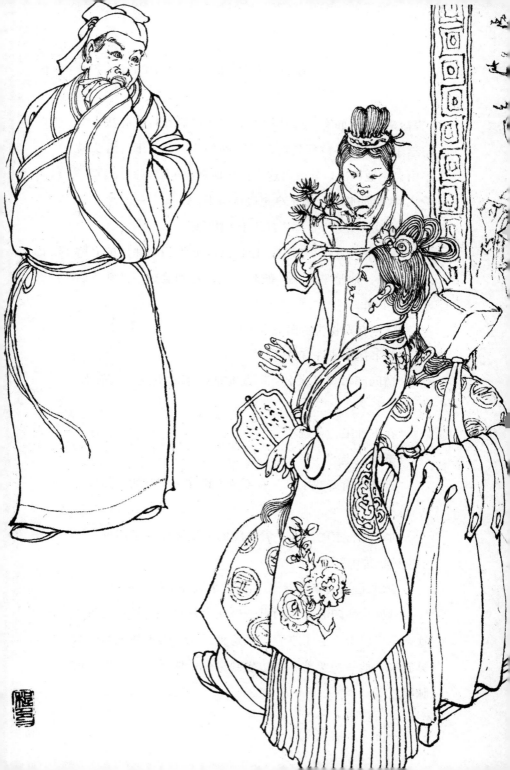

"先生为何如此发笑？"陪在一旁的商人的家人问道。

王子亨被这么一问，顿时感到自己有些失态，他故作镇静，一边诊脉一边回答道："我笑是笑这么大的一个京城，你家主人的一个小小的伸舌毛病，竟然没有一个医生能治好。"

说罢，他随手取出随身带着的一本针灸书，翻了翻，说："其实，这本书上就有医治这种病的记载，我现在就给你治疗，扎上一针，保你针到病除，只是希望你能够好好地配合一下。"王子亨虽然说得轻松，但实际上此前他并没有治疗过此等怪病，心中还是有点犯怵。

可是，他的大言不惭却使盐商安下心来，这大夫一进门就哈哈大笑，又说"这小小的毛病"，不正说明他十分高明吗？没本事的郎中敢这么说话吗？

十天来始终处于高度紧张的盐商，终于放松了下来。

"张开嘴巴，啊——"王子亨吩咐道。

商贾把嘴巴张大，试着说"啊——"

"递给我双筷子。"王子亨道。

家人赶紧递上了筷子。

王子亨接过了筷子，左手用筷子从舌的底面反压上去，右手持针迅速地刺入舌根，煞有介事地说："你舌头被阻痹的经络已经被我的针刺所打通，起针之后你的舌头就能回缩到正常的状态。"

盐商的舌根被这么一刺，疼痛不已，听说舌头马上能恢复常态，顿感舒心，随着王子亨猛地将针拔出，他的舌头即刻缩了回去，而且伸缩活动自如。

盐商全家高兴极了，拿出酬金、礼品等重谢王子亨。临别时盐商一直送他到大门外。

"看！那盐商出来了！"

"哇！盐商的舌头还真的回去了！"

"这医生还真够神的！"

待在门外看热闹的人们看见他们出来就叫了起来。

王子亨的名气，从此以后，被传开了。

王子亨曾拜南京（今河南商丘）名医宋道方学医，后成为其女婿。初无实学，偶然以医术侥幸成功，名噪一时。后来潜心研究《肘后备急方》，学风严谨，闻名于世。宣和年间授官，任朝请大夫，人称"王朝奉"。著有《全生指迷方》。丞相吴敏为他作序，称赞王子亨做官认真自律，在国事艰难时，曾慨然一再请求出使万里（作为与金人谈判的使者），其骨气相当感人。

参考文献

宋·张杲《医说》、宋·王明清《挥麈录》

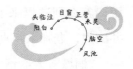

第二十章

孕产妇胎不下滞留胞内
庞安时针催生囡现刺痕

宋朝某年，桐城有一个产妇，预产期过了七八天，还是没能生产，也不知道服了多少汤药，点了多少符水，都无济于事，如果再没有好的解决办法，那就只有等死了。

中书舍人朱新仲祖居桐城，他是产妇的亲戚。

一天，名医李几道偶然来到朱新仲家，朱新仲便约请李几道前往诊视。

李几道看过了产妇，说："她的情况，不是药物能解决的，如果用针灸的方法，或许能起作用，可是，我的针术还不到家，不敢轻率地实施应用，还是让我想想办法吧！"

李几道从产妇家里走出来，路上，碰到了他的老师庞安时。

"师父！你怎么到这里来了？"李几道见到庞安时，既惊奇，又高兴。惊奇的是，庞安时不是桐城人，也很少出游，怎么到这里来了；高兴的是，产妇的事情，正愁没有办法呢，老师来得真是时候。

"桐城有人约请，我就来了，顺便看看你，你最近行医可还顺利？"庞安时说。

"谢谢师父的栽培与关爱，到我这里看病的人越来越多，我在桐城也算小有名气了。"

"那就好，可要注意啊！要保有一颗谦卑的心，时刻警醒自己，不断地提高自己的医术。"

"是！师父。今天……我今天正好有一个问题要向您请教呢！"

"有什么问题你就直说了吧，不要吞吞吐吐的。"

"是这样的，我朋友朱新仲亲戚家的一个产妇临产已有七天了，到现在还生不下来，他们找我看了，可是，我也没有办法。"

"那我们就一起去看看吧！"庞安时说。

李几道与庞安时先找到朱新仲，朱新仲又和他们一起来到了产妇家。

庞安时仔细地诊查了产妇一番后，说："暂时无碍，快，烧点热水端过来。"

家人赶紧端来热水。

"腰腹之间给她温一温！"庞安时吩咐道。

在家人温其腰腹的同时，庞安时又用手在产妇的腹部上下触压推摩。

　　孕妇顿时感觉腹中微痛，随后生下一个男孩，母子平安。

　　家人惊喜之余，问道："药物、符水都没有效，您仅仅用手在腹部推按就能让她顺利地生下孩子，这是什么缘故。"

　　庞安时说："我用手在她的腹部触摸，感觉到婴儿的手已经伸出了胎衣，并且，这只小手不自觉地揪住了女胞，不得解脱，所以，投再多的药也不会有用处。刚才我一只手隔着腹部摸到了小手所在的位置，你们可能没有注意到，我的另一只手出针，针到了小手的虎口，婴儿感觉到了疼痛，随即张开手，缩了回去，于是，小儿就这样降生了。"

　　家人听了觉得这件事太玄了，于是，叫人把婴儿抱了来，一看，小儿右手的虎口，果然有一针痕，大家无不称奇。

　　这个令人称奇的庞安时，是蕲州蕲水（今湖北浠水县）人，字安常，自号蕲水道人，出身世医之家。庞安时很小的时候就很会读书，而且过目不忘。父亲教他学脉诀，他学后却说："这不能够成为治病的依据。"他拿来黄帝和扁鹊的脉书研究，不久，就能掌握书中的全部内容，并且有自己的独特见解，旁人与他辩驳也不能改变他的看法，这使他的父亲大为惊奇，而当时的庞安时还不到20岁。

　　不久，庞安时因患病而耳聋，于是他更加刻苦研究《灵枢》《太素》《针灸甲乙经》等医书，对经史百家中凡是涉及医学内容的，也都能融会贯通。

庞安时曾说："世上所谓的医书，我基本上都看过，唯有《难经》一书比较深奥。之所以叫作《难经》，是因为书中将其医学要旨隐藏，讲述得并不是很详细，意思是让后人自己从书中去学习领会。我的医术就来自《难经》，按照书中所言来诊断病患的深浅，决断死生，基本上都是符合的。观察脉象的要点，最重要的莫过于人迎脉和寸口脉。这两脉阴阳相应，犹如两条引绳，阴阳平衡，则两绳大小相等。《难经》大体找到了诊治这两脉的关键，而我用《内经》等书加以参考，探索研究，然后得出结论。仔细考察病症以后才予以应用，按这个理论治病，所有疾病都在掌握之中。"

庞安时要将自己的医术流传后世，所以著《难经辨》数万言。他认为，有古人所不知道的，今人不能辨别的药物，凡经过尝试确有功效的就应该增补，不得遗漏，为此他写了《本草补遗》一书。

庞安时为人治病，十之八九能够痊愈。对登门求医的患者，庞安时腾出房间给他们居住，并且亲自察看患者购买的药物，一定要等患者痊愈才让他们回家。

庞安时与苏东坡交往密切。庞安时治愈了一个人的重病，没要一文钱，只求病家把祖传的名墨（据说是制墨名家李廷珪所制）送给他。因为苏东坡擅长书法，庞安时得了墨后给了苏东坡，跟他要了几幅字作为交换。苏东坡觉得自己捡了个大便宜，还主动替他做广告，说他医术高明，善于治

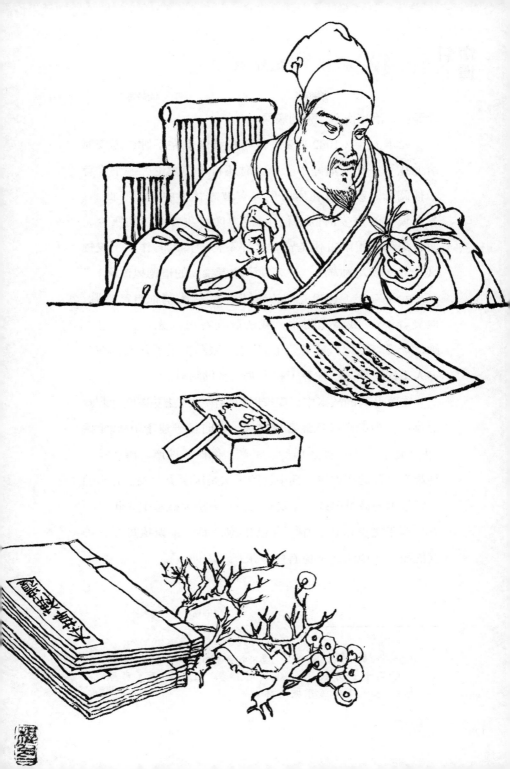

疗怪病，治疗伤寒，手到病除。

元丰五年（1082）三月，苏东坡偶患左手肿，庞安时给他扎了一针就治好了。庞安时还将《伤寒论》一书推荐给他阅读。苏东坡在所著的《东坡志林》中记下了此事。苏东坡在答庞安时的书信中说："你给我看的《伤寒论》，使我深刻地了解古代圣贤，这部不朽的传世著作，不仅提供了济世救人的方法，还表现了作者崇高的道德风尚啊！"

元符二年（1099），庞安时发病，门人请他自己诊脉，他笑着说："我清楚得很，我的脉现在出入无常，将息之脉，今胃气已绝，就要死了。"他不服药，过了几天，在与客人坐谈时死去，被葬于蕲水龙门乡佛图村。

本章开头的故事中，庞安时以温汤中浴法并按摩针刺救治难产，为妇产科急症常用之法。宋时杨子建于1098年撰《十产论》一书，详述横产、坐产、倒产、偏产、碍产等各种难产以及助产方法，其中转胎手法是医学史上关于异常胎位转位术的最早记载，庞安时的治疗方法大概基本如此。

至于《夷坚志》中"儿已出胞，而一手误执母肠，不复能脱"的说法，不免有些夸张。

参考文献

元·脱脱等《宋史·卷四百六十二·列传第二百二十一方技下·庞安时传》、宋·洪迈《夷坚志》、宋·苏轼《东坡志林》

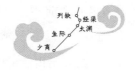

第二十一章

伤寒女热八血室难服药
许叔微令刺肝募救妇人

宋朝年间。

一天，一位病妇在家人的陪护下，找许叔微诊治。

许叔微见妇人身体扭动，四肢搐搦，问道："哪里不舒服？"

"她老是说胸胁胀痛，还不时地说些胡话。"妇人的家人回答道。

"来！让她躺好，身体放松下来。"许叔微对病妇的家人说。家人按照许叔微说的，让病妇平躺在了诊床上。

许叔微走到病妇跟前，以手指触压她的胸下心窝。

"啊——"手指刚刚触压下去，患者就叫了起来，许叔微也感觉到手下有些硬满。

许叔微问道："她这种情况有多长时间了？"

"有几天了。"家人回答道。

"那之前呢？"许叔微将手指搭在妇人的寸口，接着问道。

"刚开始得病的时候，她正值经期，突然发起烧来，发热恶寒七八天后，热就退了，但是心口觉得堵得慌。"

"脉迟身凉，胸下结满，当属热入血室。当时你们找医生看了吗？"

"看了，医生说是血脉不和，给开了些补血调气的药。"

"后来呢？"

"吃了几天药，没见好转，就成了现在这个样子。医生告诉我们，这个时候应该服用小柴胡汤。可是，我们已经给治怕了，怕治不好反而更严重。"

"听你们这么一讲，我全明白了。她的病属于伤寒病的热入血室，伤寒太阳病中风容易出现这种情况。小柴胡汤可治热入血室，但是，目前已不适合她了。"

"怎么又不适合了？"

"《伤寒论》说，'妇人中风，七八日，续得寒热，发作有时，经水适断者，此为热入血室，其血必结，故使如疟状，发作有时，小柴胡汤主之'。这是说热入血室，有寒热往来的，可服用小柴胡汤。而她的情况呢？热一下子退掉了。《伤寒论》还说，'妇人中风，发热恶寒，经水适来，得之七八日，热除而脉迟身凉，胸胁下满，如结胸状，谵语者，此为热入血室也，当刺期门，随其实而泻之'，正好与她目前的症状相符。所以，她现在已不适宜于用药物，而应当针刺治疗。"

许叔微讲起伤寒来，头头是道，张仲景《伤寒论》中的条文，他记得滚瓜烂熟，应用时皆能信手拈来。

许叔微，字知可，宋代真州（今江苏仪征市）白沙人。幼年家境贫寒，11 岁时，他的父母于百日之内相继病故，之后，他努力学习，曾经通过乡试，却于省试时落榜。许叔微后来学医，凡有患者前来求治，他不问贫富贵贱，都应诊给药，他不收穷人的钱，救活患者不可胜数。

南宋建炎年间，金兵攻破真州，疫病大流行，许叔微四处出诊，活人无数。

绍兴二年（1132），许叔微中了进士，历任徽州、杭州府学教授及翰林学士，人称许学士。因不满高宗苟安江南及秦桧陷害忠良，退隐家乡，行医济人。许叔微与抗金名将韩世忠关系很好。岳飞被害后，韩世忠自请解职，移居苏州，常横渡太湖拜访许叔微，共同抒发忧国情怀。

许叔微是宋代研究《伤寒论》的大家之一，对《伤寒论》提出的辨证施治理论多有阐述和补充。

许叔微治病，重视辨证，他说："伤寒治法，先要明表、里、虚、实，能明此四字，则仲景三百九十七法可坐而定也。"因此许叔微著书，略去虚玄，侧重实践。晚年，他选取平生已试的验方，并记事实，采取孟棨《本事诗》体例，编著《普济本事方》和《伤寒发微论》《伤寒百

症歌》《伤寒九十论》等书，其中《普济本事方》和《伤寒
九十论》被认为是后世医案专书之祖。

许叔微针对妇人热入血室的病症，采取"刺期门，随
其实而泻之"的治疗方案。事实上，许叔微善用经方，拙
于针灸，但他并不因为自己的面子或名声而有所顾忌，他
对病家说："她的这个病，当前必须做的是给她针刺期门，
而我本人对针灸并不在行，因此，你们必须尽快地找个针
灸医生，来给她治疗。"

"那我们还要来吗？"

"如果病情没有改善，或者病情发生了转变，你们就再
回来找我；如果病情改善，好转了，给我报个信就行了。"

"那好，谢谢许学士。"

"不要客气了，快点给她扎针去吧！"

几天后，病家又来了，包括病妇在内的全家人都来了。

"你们这是……她怎么样了？"许叔微看到这么多人，
以为有什么变化，赶紧问道。

"你看她这精气神，经您指点，给她针了几次后，就
好了。"

"那你们怎么都过来了？"

"她的病，还是您给她诊断清楚的，多亏您的高明诊
治，她说，她身体能行，一定要亲自过来，表示谢意，所
以，我们一家就都过来了。"

"哎呀！你们太客气了，快进来，请坐。"

"谢谢恩人！"

"也谢谢你们！"

期门，是肝之募穴。募穴是脏腑精气汇集于胸腹部的所在，期门，也就是肝之精气所汇集之处，在乳头直下两肋，当第六肋间隙处。

参考文献

宋·许叔微《普济本事方》

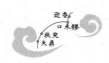

第二十二章

大徒弟滞针难出求妙手
张总管因势利导解愁烦

南宋时，掌管扬州军事的总领赵信，在扬州有一处府宅，由一个姓张的总管管理，这个张总管懂得医术，尤精于针灸，有人听说他的名声就前来拜他为师。

一天，扬州的府宅内突然传出一阵惊恐的呼喊声。

"张总管！张总管！"

一个女子惊叫着跑到总管的房门前，她是赵信公家的使女。

"张总管出去了，不在家。"房内一青年打开门应答道。

"如夫人大出血，快救命！"

"啊！那得赶快止住。"

"张总管不在，你是他的大徒弟，你过来给看看吧！"

"那我就尽力而为了！"

使女带着张总管的徒弟急匆匆地赶到赵信侍妾的卧房，

只见她面色蜡黄，十分虚弱。

"夫人所病为血崩，病情危急，不过，有一个穴位可将血止住。"张总管的徒弟诊后言之凿凿地说。

他在她的足外踝上二寸处刺下一针，过了一会儿，血就止住了。

"好了，我可以给你出针了。"这徒弟觉得效果不错，自信地说。

可是，他未曾料到，扎在穴位上的针被牢牢地吸住了。

他欲拔针，针带着肌肤向外牵拉，却毫无松动的迹象。他又试图通过捻转来起针，可是，一捻针，就把皮肤都转起来了。这针滞留在患者的身上，任他怎样费力，都没有办法取出来，汗珠从额头顺着他的面颊流了下来。

徒弟已是黔驴技穷，毫无办法，赵信的侍妾也觉得这针是拔不出来了，吓得她不停地哆嗦。徒弟看到患者抖动，唯恐留在体内的针越陷越深。他不得不向闻讯而来的赵信公请示，说："这根针被吸在如夫人的身上，我费了好大劲也拔不出来，这事非得我老师来解决，得赶快把他从外地接回来才行。"

事已至此，赵信公也没有过多地责备张总管的徒弟，立即派人骑上流星马，经过一昼夜的奔驰，终于把张总管请了回来。

张总管回来后，看了他的徒弟所针的穴位，说："你选的这个穴位不错，这根针扎得也很准，所以，你针下去会有这么好的效果。但是，针是扎进去了，可你还没有完全掌握好出针的方法。你要记住，在随师针灸时，要做一个有心的人，注意观察治疗过程中的每一个细节。"

说罢，张总管另外取出一根针，在患者的手腕处扎了一针，患者被这突如其来的一刺，惊得手臂一抽，两腿自然地伸开了。

"你再看这针！"张总管对他的徒弟说。

总管的徒弟看到他拔不出来的那根被吸住的针，刚才还是斜卧在那里，现在却近乎直立了起来，他惊呆了，平时怎么就没有注意，这针被吸住或者被弄弯了，师父是采取什么办法让它直立起来的呢！

"你再动动这根针！"张总管接着说。

总管的徒弟伸手持针作轻微提插时，感觉到针体似乎松动了。

张总管这时接过手来，将针退了出来。徒弟看到，被取出来的这根针，已经弯了几道弯。

这针固定在那个位置没有折断，亏得张总管妙手取针，消除了潜在危险。

赵信的小妾吃了点苦头，总算病被张总管的徒弟治好了。滞留在身上的针也被后来赶到的张总管起了出来，虽说耗费的时间不短，但还算万幸，对她的身体并没有造成多大的伤害。对张总管的徒弟来说，可谓是上了一堂深刻

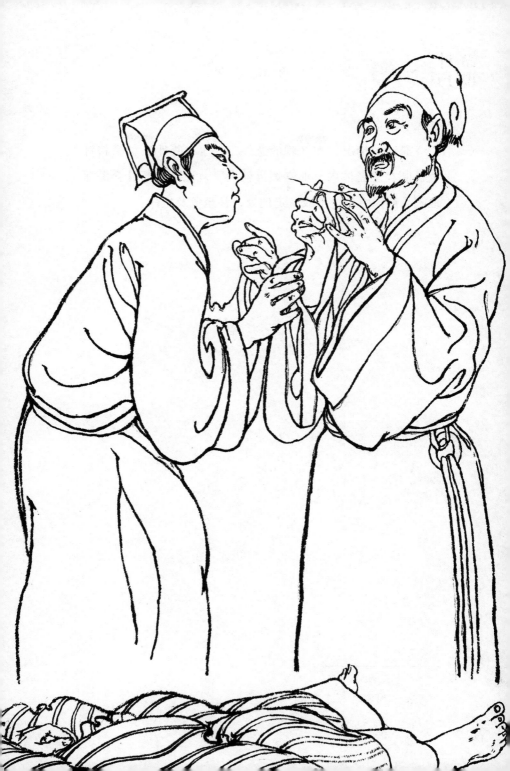

的医学教育课。

　　滞针的情况，在针刺的意外中，事还算小，如果将针
灸针断在患者体内，那麻烦可就大了，说不定断针会深深
地陷入筋肉之中，抑或游走他处，甚至危及生命。

参考文献
　　宋·周密《齐东野语》

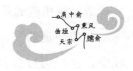

第二十三章

马荀仲刺穴不慎出意外
程孟博声东击西取折针

山路风来草木香，雨余凉意到胡床。

泉石膏肓吾已甚，多病，提防风月费篇章。

孤负寻常山简醉，独自，故应知子草玄忙。

湖海早知身汗漫，谁伴？只甘松竹共凄凉。

这首词是南宋爱国词人辛弃疾大约在南宋淳熙十五年
（1188）时所作，词牌《定风波》，词作名称为"用药名招
婺源马荀仲游雨岩·马善医"。

在这首词里，作者写山、写水、写石、写草、写风、
写雨，眼前的自然景象，都寄托着诗人对往昔坎坷不平道
路的情思，抒发了诗人内心的愤懑。其中用药名本字、谐
音字等嵌入的药有木香、禹余粮（雨余凉）、石膏、吴萸
（吾已）、栀子、紫草（知子草）、防风、海藻（海早）、甘
松等，药名与词意，浑然一体。

辛弃疾相邀的是新安医学的一位代表人物——马荀仲。

马荀仲是新安医学的名家，但是，在他早期的医疗实践中，也经历过张狂的稚嫩时期，后来，惨痛的教训，使他认识到自己的不足，从而改变了自己，走向成熟。

当初，马荀仲在新安城行医，用药扎针都算不错，小有名气之后，马荀仲有些自以为是，不把别人看在眼里，自我吹嘘说："我是新安的名医，需要针灸吃药的都到我这里来，这城里没有人能超过我。"

山外青山楼外楼，于是就有人问他："那程孟博呢？"

程孟博是位针灸高手，名约，字孟博，是新安城内几乎无人不晓的名医。

"程孟博？和我差不多，我们两个不相上下。"其实，马荀仲并没有好好地和他比试过。

马荀仲的理论掌握得很全面，可临床实践的经历不多。但因他的口才很好，还是招来了不少的患者。

一天，马荀仲正在家坐诊，突然有人跑进来，气喘吁吁地说："我家太守老爷患病在家，请马医生前去医治。"

马荀仲听说来人是韩瑗太守家的，要为太守诊病，又有马车接送，一时高兴，便得意忘形起来。

到了韩太守家，给太守诊病后，马荀仲说："这个病没什么，我只要扎上一针，一会儿就会好起来的。"

听说针后就能治好，太守放心地让马荀仲给他针刺。

马荀仲选好穴位，在太守的左胁下刺下一针。

"啊！"马荀仲突然一声惊叫，又赶紧捂住自己的嘴巴。原来马荀仲在下针前，没能好好地检查针具，在下针的时候，稍一用力，针断了。

太守被他这么一惊，两手撑住床，一边想起身看个究竟，一边问道："怎么回事？"

"没什么，我不小心，扎到了自己的手。"马荀仲含糊道。

马荀仲掐弄了一会，不但没有取出断针，反而让针陷得更深。他急得汗流浃背，太守看到他焦急的样子，又问道："到底是怎么回事？"

马荀仲觉得凭自己的能力是没有办法取出这针了，只好说："我下针的时候，针断到里面了。"

"针断到里面去了？！还不快点给我拿出来！"这一下，太守也急了，惊呼道。

"能用的方法我都用了，可是……"

"可是什么？你没有本事还自视高明，看你把我害的，你赶紧给我想办法，不然小心我治你的罪！"

"不敢不敢，小人针术不佳，程孟博手法高明，他定能取出此断针。"被太守这么一吓，马荀仲想到了同城的程孟博。

"快！请他过来。"太守叫道。

不多时，程孟博来了，他稍稍了解了一下情况，知道针断在左胁，他用手触摸一下断针附近的肌肉，肌肉紧紧的，紧张度非常高。他又通过触摸和观察，想探寻一下针的断头被吸进肌肉里的方向和位置。

"怎么样？取得出来吗？"太守看程孟博空着手，东摸西摸的，还是有些不放心。

"您可要坐好，不要紧张。"程孟博心里也没底，能不能取出来还很难说，就没有正面回答太守的问话。

"唉！一个说大话的，把针断到我的肉里，刚请来的这个大师，又不告诉我断针能不能取出来，我算是倒霉透顶了。"太守喃喃道。

就在这时，程孟博从针包里取出一根针，撩起太守的衣襟，对着他的右胁刺去。

看到亮闪闪的银针，太守慌了神，心想，我这断针还没有取出来呢，怎么又扎，而且还要扎我好的这边。

"完了！完了！"太守伸出双手，试图阻止程孟博进针，可这哪还来得及，针已经刺进了他的右胁。

"哎哟！"太守又挨了一针，顿时，紧张万分的他，将注意力全都集中到右胁这边，整个上身都向右侧倾斜。就在右胁肌肉剧烈收缩的时候，程孟博迅速出手，抽出了那根断针，他扎进去的针，也很快地取了出来。

当太守顾护右胁，身体向右侧倾斜之际，他的左侧身体，特别是左胁部筋肉的紧张度发生了与先前截然不同的改变，这个时候的断针被挤压得自行退出了些许，程孟博看准断针头，顺势将它取了出来。众人看到这神奇一幕，都惊奇万分。

　　太守的断针被取了出来，新安城里城外关于程孟博针灸术的话题又多了起来。而马荀仲经过这一事件的教训，再也不敢自称为针术高手了。

　　从此以后，他脚踏实地地研究医理，认真地诊察疾病，最终，和程孟博一样，在新安医学的历史上留下美名。

参考文献

明·江瓘《名医类案》、宋·辛弃疾《定风波》

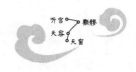

第二十四章

易水人梦中奇观开心窍
刘河间亲验妙诊荐后生

　　入夜的易州，万籁静寂，一片安宁，易水两岸的灯火渐次熄灭了，人们慢慢进入梦乡。

　　在家阅读医书的张元素，看到书上的字模糊了起来，眼睛有些吃不消，于是，他吹灭了灯，倒在床上，很快就睡着了。

　　突然，"笃笃！笃笃！"一阵敲击声响起。

　　张元素被敲击声惊醒，他坐了起来，揉了揉眼睛，借助月光，环顾四周，并没有看见什么，声音也没有了。

　　可能是听错了，他躺了下来，不一会儿，又睡着了。

　　"笃笃！笃笃！"

　　又是一阵敲击声，张元素睁开了双眼，这一次，他没有起来，而是注意地听，到底有没有声音。

　　"笃笃！笃笃！"

他听到了，这"笃笃！笃笃！"的声音，似乎来自自己的心际。是心跳的声音吗？不对，心跳是"咚咚"的声音。

他感到有些纳闷，就慢慢地、稍微侧了一下身，低下头朝自己的胸前看去。

他看到，他的胸腔已被打开，一个人手拿长凿，在敲凿他的心脏，那人的旁边还放着一把斧头，看来，胸腔是被斧头劈开的。

"奇怪！怎么看不见流血？！怎么感觉不到疼痛？！"

是的，既不流血，又没有疼痛的感觉，这让张元素少了些恐惧，好奇的心理占了上风。

只见那人将他的心壁凿下一个方块，拿了下来，他的心就有了一个窍，那人又拿来很多书，通过这个心窍放了进去，张元素发现，这些放进去的书全是医书。

看着看着，他的眼睛模糊了，也不知那个心窍有没有堵起来。

第二天早晨起来，他才发觉，原来是一个梦，由于梦得离奇，倒使他记得清清楚楚。

张元素，字洁古，金代易州（今河北易县）人。他8岁通过童子举，27岁应殿试，因为在应试时犯了庙讳，直称了某人的名讳而落第，而且不准参加此后的官方考试，从此张元素弃文学医。

说来奇怪，张元素起初并不知名，就在做这个梦后不久，他醒悟了，对医理有了深刻的理解，他能领悟到书中的精髓，放之于临床每每都能应验。

一次，刘河间患感冒伤寒，头痛不已，自己治疗了八天还没有治好，只觉得脉紧，呕逆，不思饮食，搞不清是什么原因。张元素听说后马上前往拜访，并毛遂自荐地要给他看病。

刘河间，原名刘完素，字守真，别号守真子，自号通玄处士，金代河间（今河北河间）人。他是金元医学发展的开篇人物，与其弟子创立了河间学派，其理论基础就是他的学术思想，具有明显的寒凉攻邪特点。

原本刘河间见后生前来探视拜访，心中十分高兴。可是，当张元素问起刘河间的病情，并表示要为他诊疗时，刘河间的脸色马上变了。张元素虽然想到会有比较尴尬的情况出现，但实际的情景还是远远地超出了他的预见——刘河间转过脸去，面壁而坐，把他晾在一旁，硬是不给他面子。

就这样，气氛降落至冰点，现场一片沉静。

刘河间觉得是张元素做得太过头了。他想我行医几十年了，声名遍及燕赵，你倒好，未出茅庐，就想踩着我的肩膀上位，太不自量力了。

张元素见刘河间不愿与自己说话，并不懊丧。他早有准备，就说："在下才疏学浅，不约而至地来到贵府，是有

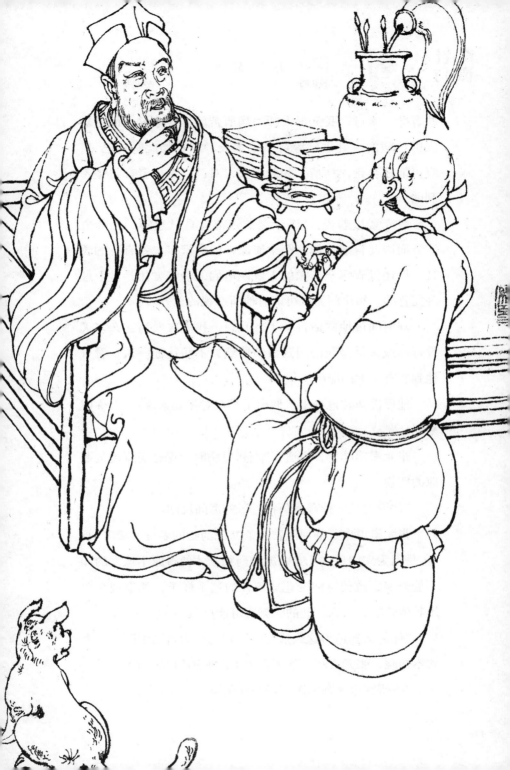

些冒昧。不过，我觉得大师为病所苦已有十余日，而欲求大师诊病的百姓也已等待了十多天。您若如此坚持己见，有可能还会延误病情，如此下去，对己，对患者都将是不利的。"

张元素接着说："医学名流，都有自己独特的治疗方法，而因此自成一派。医学流派，门类繁多，各有各的长处，但还没有哪个流派的人敢说他们的治疗方法是世上最为完善的，每个门派都可能有他所忽视的地方。"

刘河间被他的话打动了，心想，我这次发病这么多天没好，或许就是我的用药习惯使然，不妨让他一试，看看他到底有多大的能耐。

他慢慢地转过身来，伸出了手，对张元素说："那你就来吧！"

张元素诊脉后，说道："当初发病时，您曾经服用过寒凉的药物。"

"你说说是何种寒凉药物？"刘河间反问。

张元素说出了刘河间曾用的寒凉药物的名称，接着说："正是因为您用了这几味寒凉的药物，才使得原本该发的汗不能外泄，致使脉症变化成现在的这个样子，如果现在改用其他药物，那么，您的病就有可能痊愈。"

"你怎么知道得这么清楚？"刘河间为自己配药，外人并不知晓，张元素却一下子说中了，他感到有些不解。

"我研究过大师的医疗经验和医案。"

　　"后生真是可畏！"刘河间看张元素判断准确，说话有理有据，就认可了他的治疗方案，治疗后没几天病就好了。

　　从此，刘河间彻底改变了对张元素的看法，由抵触到赞赏有加，他经常向人们介绍张元素，使张元素的名声得以传扬。

参考文献

　　元·脱脱等《金史·卷一百三十一·列传第六十九·张元素》

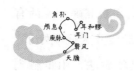

第二十五章

李东垣易水从师学医技
张洁古蹊径另辟治臭阴

功夫不负有心人，由于张元素的不懈努力，整理总结出《内经》《难经》《中藏经》中有关脏腑辨证的医学理论，并且借鉴了《千金方》《小儿药证直诀》中的脏腑辨证用药经验，结合自己的临床实践经验，建立了以寒热虚实为纲的脏腑辨证体系，在医学发展上起到了承前启后的作用，成为易水学派的开山鼻祖。

一天，张元素正在诊病，突然，坐在门口候诊的患者都站了起来，有几人还掏出汗巾或罗帕捂着鼻子，往外走去。

"怎么回事？"张元素问在一旁给他抄方的李东垣。

李东垣放下笔，到门口看了看，回来说："新来一个患者，体味很重，又臊又臭，把来看病的人都熏到外面去了。"

张元素这才看到，一个新来的患者已经坐在候诊的位子上，旁边的位子都空了出来。他也闻到了那股令人不适的气味。

"说话声音轻一些，对患者，我们要像对待其他人一样，不能带有丝毫的偏见，这气味是让我们感到不舒服，但我们是医生，要尽量克制自己的情绪，免得伤了他的自尊，不然的话不利于他的治疗。"张元素说。

"是。"李东垣抄好了方子，交给张元素，张元素看到抄的方子没有问题，就递给患者，交代过用法之后，让其取药去了。

"下一个！"张元素喊道。

"都跑到外面去了，屋里就这个患者，要不，我到门口喊去。"李东垣问老师。

"不用了，就先给他看吧！"

李东垣转过身来，对新来的男子招了招手，说："叫你呢！"

"叫我？我刚刚到。"

"是的，是叫你，师父觉得你是新患者，病情特殊，就让你先看。"

"谢谢！谢谢！"这男子看张元素师徒二人乐意给他诊病，毫无嫌恶之意，非常感动。

原来，这男子家庭富裕，朋友不少，不知是什么原因，得了前阴臊臭这个怪毛病，这臊臭的味道，重得邻居见了

他都要躲得远远的，往日宾朋满座，如今却门可罗雀。男
子因这难言之隐再无心出门，只好待在家中，闷闷不乐，
他连日饮酒，借酒浇愁。不料非但没有消除愁云，反而惹
得腹中不和，最后不得已，只能求治于张元素。

张元素诊察一番之后，开出处方：针刺少冲、行间，
均用泻法。

"不开药了？"

"先针这两个穴位看看。"

"就两个穴？"

"是的。"

张元素见男子半信半疑，就对李东垣说："我先问你，
前阴为哪条经脉之所过？"

"足厥阴肝经所过。"李东垣回答道。

"不错！前阴为足厥阴肝经所过，足厥阴的脉络循阴器
而出其茎端。前阴之疾，莫不与足厥阴肝经有关，症情多
因郁怒伤肝，肝气郁结，日久化火，横逆犯脾，以致脾胃
受伤，运化失宜，湿热内生，郁而化热。湿热合邪，流注
下焦，这个病就是由这个原因引起的。我再问你，臭的气
味为五脏中的哪一脏所主？"

"属心之所主。"

"对！凡是臭的气味，都属心之所主。散于五方的五
臭，分别为臊臭、焦臭、香臭、腥臭、腐臭。那么，臊臭
之臊又是入于哪一脏？"

"臭之臊臭是入于肝的。"李东垣回答。

"所以，我们从心经与肝经选取穴位。"

"那为何是此二穴位呢？"

"方中泻行间，是因为肝属木，行间是肝经的子穴，在五输穴中属火，泻行间意在清肝泻火。肝火平则脾胃和，脾胃和则湿热清，一穴两用，本标兼顾。泻少冲，是因为心属火，心经为肝经的子经，泻心经有肝实则泻其子经的含义，而且少冲是心经的井穴，井穴均能泻热。这样，两穴合用，相得益彰，效果就容易显露出来了。"

先于肝经泻行间以治其本，后于心经泻少冲以治其标。

针后，这男子的肚腹轻松了不少，心境也平复了下来。张元素又为他开出柴胡、泽泻、车前子、木通、生地黄、当归、龙胆草等少量药物调理。

经过张元素的一番治疗，该男子腹中调和，前阴臊臭的气味也渐渐地消失了。

张元素仅用两穴治愈怪症，用穴少，学理精，一泻子经，一泻子穴，法专于泻，着眼于肝。虽未用健脾和胃之穴，而泻肝实已寓和脾胃于其中。

张元素发扬医理，巧妙用方，在针灸的治疗上也能另辟蹊径，从他所治疗的这例前阴臊臭案就能窥见一斑。

参考文献

金·李杲《兰室秘藏》

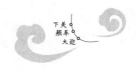
第二十六章

姜仲云刀进血出治眼病
张从正肿消痛去学铍针

两眼无休止的肿胀，而且间歇性地发作，一旦发作剧烈，两眼就怕光涩痛，难以忍受，甚至连眼前的东西也看不清。

作为中医攻下派的掌门人，张子和的眼疾已经折磨他一百多天了，这一百多天来，痛苦连绵，寝食难安，家事医事，料理艰难。而特别令张子和感到难堪的是，自己这样一个大名鼎鼎的医生，竟然让小小的眼病拖延至今，实感羞愧难当。

张子和，名从正，号戴人，金代睢州考城（今河南兰考、民权一带）人，自幼喜欢读书，酷爱作诗，性格豪放。他的中医学术思想深受刘河间影响，用药多主寒凉，后逐渐形成自己独特的风格。他用药以汗下吐为其特色，成为攻下派的领军人物，与刘完素、李东垣、朱丹溪并称"金元四大家"，其地位非同一般。

这天，张子和的眼睛又剧烈地疼起来了，疼得比起以往任何时候都厉害。张子和咬紧牙关，豆大的汗珠从脸上流了下来，他躺到床上，两手捂着眼睛，痛苦万分。

就在这时，眼科名医姜仲云来了。

姜仲云刚听说张子和患眼病时，就有心帮忙，又怕像张子和这样的名家，自己上门岂不是班门弄斧，而且又听说张子和还勉强撑着给患者看病，心想问题不是太大。而张子和呢，也正是他如日中天的声望害了他，碍于面子，不好意思再请别人来为自己看病。

张子和看到姜仲云，心情特别激动，简单寒暄了几句后，就切入了正题。

姜仲云诊查后说，应该在头顶、眼眶、鼻孔等多处放血，血放出来以后眼睛就会轻松。只见他从随身携带的药箱里拿出针具，在张子和的头上，从上星至百会之间密密地刺了四五十针，并使之出血，又在攒竹、丝竹空，以及眉际扎下十余针使之出血。最后，他从包里取出一根草茎，在草茎的下端用剪刀斜剪了一刀，显露出一个尖峰，他用这根草茎伸进张子和的鼻孔，在内壁反复弹刺至出血，一处、两处，到第三处也刺出血时，鼻孔里的血像开闸的流水一样，喷涌而出。张子和被吓坏了，心想这要流出多少血来。

姜仲云看出了张子和的忧虑，笑着对他说："恶血不除，病怎能好。不过你放心好了，你看，我在你头上放血，用的是铋针（即铍针，铋、铍读音相同），在你的眉周放血，用的也是铋针，为什么在你的鼻孔内壁放血要改用这细小的草茎呢？平时身体在没有外伤的情况下，哪里最容易出血？是鼻子，一个高烧就有可能引起鼻子出血，为了使你的陈血能多出些，除在你头部、眉毛处放血外，再取鼻血，又为了使鼻血不至于流出过量，才使用这细小的草茎。怎么样，鼻血还在流吗？"

"不太流了，"张子和应道，"头目痛得好像不那么厉害了。"

第二天，张子和感觉好了一半，眼睛也睁大了许多。

第三天，他的病已完全好了。

几个月的病患就这样彻底痊愈，令张子和感慨万分，不禁叹曰："百日之苦，一朝而解，学医半世，尚缺此法，不学可乎。"

姜仲云再次到来时，张子和紧紧地握住他的手，欲言又止，最终"唉"的一声长叹。姜仲云见状，急忙道："先生有话请讲。"

张子和说："我行医这么多年，上至皇亲宗族，下到黎民百姓，经我治疗的患者，不知有多少重获健康，可发生在我自己身上的这小毛病，却拖延了这么长的时间，如果不是你来，还不知要拖到何时。我真不知如何面对那些医林的同仁，我的生徒，还有那些冲我而来的百姓。"

姜仲云安慰他说："先生不必自责，俗话说，三百六十行，行行出状元，先生你就是杏林的魁首。俗话又说，隔行如隔山，医学中分科较多，内科与妇科、儿科关系密切些，与伤、外科就有了一定的距离，与眼科、喉科的关系就更远了，犹如隔行隔山。"

"话虽如此，可我看你的这种方法能够治疗头面的诸多疾病。这种泻血的方法你是从哪里学来的呢？"

姜仲云没有立刻回答张子和，从后来张子和的记述中我们知道了这样一个故事。虽然不知道这个故事的来源，但从中或许能够发现锛针砭血这种治疗方法是如何产生的。

故事是这么说的。

从前有一个名叫赵仲温的读书人，在准备赶考的时候突然暴病，两眼红肿，眼睛像蒙上一层云翳一样，看不见路，不仅目不能视，而且奇痛不已，使这位书生痛苦欲死。一天，同辈的几个好友约他到茶舍饮茶解闷，赵仲温坐在窗边，谈话间，不知怎的，窗上的挂钩突然脱落，赵仲温目不能视，哪能发现这瞬间的变化。

"赵兄，快躲开！"好友一边叫，一边赶紧去拉赵仲温。

然而未待众人动作，哐当一声，窗子正好砸在赵仲温的额部。

"啊！"赵仲温惨叫了一声，一个趔趄，差点跌倒在地。

众人上前将他扶住，赵仲温伸手，抚摸额旁痛处，只觉手上热乎乎、黏糊糊的。手刚一离开痛处，血就一下子流了出来。身旁的好友看到他的发鬓处有一个长约三四寸的伤口，冒出的紫血有好几杯。有人找出一块干净的汗巾，给赵仲温压住伤口。

赵仲温的头上是流出来不少血，但是待他坐定后，他觉得眼睛不那么痛了。难道是新的伤痛掩盖了原来的病痛吗？赵仲温试着慢慢地睁开眼睛，眼睛确实轻松了许多。

"哎？"他看到了桌子上的茶杯，看到了好友的样子，虽说这一切还不是太清晰，可这是暴病以来，眼睛最舒服的时候了。

朋友扶着他走到茶舍的门口，要送他回家，这时的他已经能够辨清路径了，他执意要自己回家，就这样，他一个人独步走回了家，没过几天他的眼睛就痊愈了。

张子和后来拜了姜仲云为师，姜仲云也将他的针灸刺血技能毫无保留地传授给了他，从此，张子和的治疗方法中多了一个锋针刺血，他认为针刺泻血犹如汗法，在适当的时候与他的汗、吐、下三法有选择地配合使用。但也不是所有的病都可采用刺血的疗法，他一再强调，虚寒之体不宜放血，当引以为戒。

锋针，即铍针。锋是铍的借用字。《素问·血气形志》

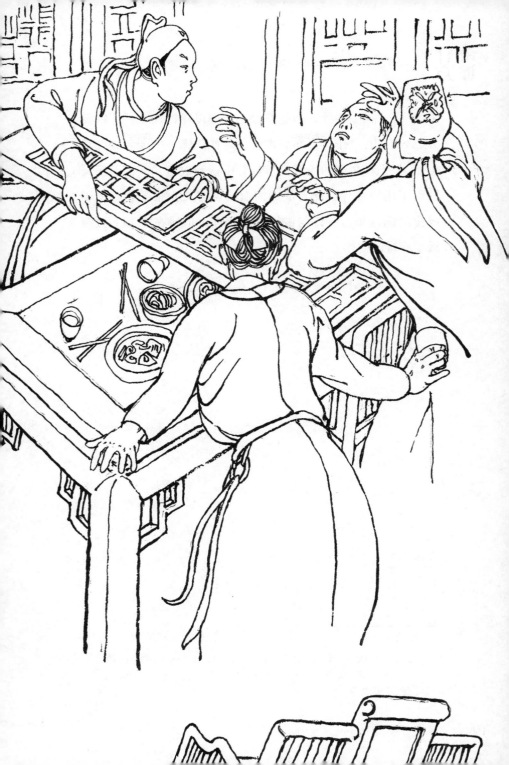

王冰注："……石针，则砭石也，今亦以铍针代之。"《针灸
大成》卷四："铍针，亦名铍针，末如剑锋……今名剑针是
也。"张子和在他的《儒门事亲》中谈及放血，文字上用铍
针而不用铍针，可能与他的泻血特点有关，张子和习惯于
成排的选点刺血，铍与铍虽读音相同，但铍在字形上更接
近于成排的"排"字。

参考文献

元·脱脱等《金史·卷一百三十一·列传第
六十九·张从正》、金·刘祁《归潜志》、金·张从正
《儒门事亲》

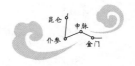

第二十七章

患痹症郾城汉臂膀发木
使三法张戴人合谷刺瘁

一个 60 多岁的患者，上吐下泻，浑身是汗。

他是张子和的一个患者，郾城梁贾人。之所以出现吐、泻和大汗外泄，是张子和应用汗、吐、下三法的结果。

那梁贾人到底得的啥毛病？

他半边身体麻木，而且麻得出奇。

梁贾人找到张子和时，对他说："开始发病是在一天早晨，我起来梳头时，忽然感觉到手指发麻，没多久，就窜到半个臂膀，再过一会儿，整个手臂都麻木了。没等我梳好头，半个头麻了，等我放下梳子，从胸胁部到脚，就全都麻了。"

"除了麻，还有其他症状吗？"张子和问道。

"有三天没有大便了。"

"到我这里之前，有没有看过其他的大夫？"

"看过。"

"都是怎么治的？"

"都说是风，药吃过，针也扎过，就是没起作用。"

"把你的手伸过来，我先把把脉吧！"

摸完两手的脉后，张子和说："左手的三部脉都呈伏象，比右手小三分之一，从你的症状表现看，属于枯涩痹之类。"

"枯涩痹？这是个什么病？"

"火燥相兼，血滞津亏，筋脉失于濡养而麻痹，称为枯涩痹。单纯归于风证，不够全面。"

"怎么办？"

"先用汗、吐、下三法。"

"为什么这么治呢？"

"血脉不畅，胃肠拥堵，都需要清理，待血脉均匀，脾胃调和时，再进行调理，就会顺畅得多。"

梁贾人接受了张子和的建议，张子和为他进行了倒仓、泻下、发汗三法的治疗。

胃里的食物给倒空了，肠内的粪便给拉净了，汗也出得差不多了，梁贾人被折腾得浑身乏力，几乎没有行走的力气。

汗、吐、下三法同时并用，一定要把握好度，一般医生是不敢这么用的，张子和却是个中好手。

"怎么样了？"张子和问道。

"浑身没有力气。"梁贾人回答。

"那是肯定的，我是问你现在身体麻木的情况怎么样了？"

梁贾人站起来，晃晃头，摇摇臂，抖抖手，说："我这头颈胸胁和腿脚好像都不麻了，这是怎么回事？"

张子和说："这医学的道理可不是一时半会儿就能给你讲清楚的，可你想想，大便不畅，饮食不下，哪来的水谷精微去充实营卫，营卫失养，还能保证肌表不至于麻痹吗？我用的这些方法就是起到一个通的作用，肠胃通畅，营卫之气充盈，麻痹的症状就会有所缓解。不过，这种好转可能是短暂的，需要继续观察，你身上的火燥还要继续加以调理，用辛凉之剂调和，润燥之剂濡养。"

就这样，几剂方药下来，梁贾人感觉又有些好转，他对张子和说："我手臂也不麻了，只是小指和无名指还有点麻。"

张子和说："病根已经去除，剩下来的只不过是余邪而已，这种情况可以针刺手上局部的孔穴。"

一天天气晴和，张子和亲自为梁贾人施针，将针刺入他手掌骨间的穴位，然后，把针卧下斜刺，一进一出地来回三次，使针刺的方向呈鸡爪形，三个进出结束，将针竖起，再向下卧刺。

"哎，怎么这么刺？"梁贾人不解地问。

"我这是《内经》中的鸡足针法，也叫作合谷刺。"张子和将针取出，又刺入梁贾人的指间，同样用他所说的鸡足针法，"怎么样？手上有什么感觉？"

"感到手热得像火烤一样。"梁贾人说。

张子和心中有了底，他将针拔掉，继续问道："手麻得怎么样了？"

"手麻得……呃！好像不麻了。"梁贾人回答道。

"你再仔细地感觉一下。"

梁贾人站起身来，抖抖他的手，说："是不麻了。"他手上的麻感已完全消失了。

"好了，你的问题已经全部解决了，以后如果有什么反复的话，再来找我。"

"谢谢大夫！"

张子和称本症为枯涩痹，刘河间作《素问玄机原病式》时，以麻与涩同归燥门中，张子和与刘河间一样，为真知病机者。

张子和所用的合谷刺法，原出于《内经》，《灵枢·官针》上说："合谷刺者，左右鸡足，针于分肉之间，以取肌痹，此脾之应也。"此种刺法是在患者局部肌肉斜刺进针，进针后，退回浅部又分别向左右斜刺，其针刺的动作前后叠加在一起形如鸡爪分叉。这是一种加强刺激的方法，主要用于治疗肌肉痹症的疾患。

参考文献

金·张从正《儒门事亲》

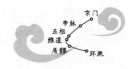

第二十八章

张从正草茎刺鼻疗面肿
桑惠民额头出血退肾风

前面说到张子和从姜仲云那里学会了砭血的技能，在临床应诊时就留意着适合砭血的病证。

一天，来了一个少女，因突然暴盲而看不见眼前的事物。张子和诊查后认为，暴盲是因为相火所扇，太阳、阳明血气俱盛，应该急泻太阳、阳明两经之血气，于是用铍针在患者两侧攒竹、百会至发际诸穴处针刺出血，而后又仿照姜仲云的治法，以草茎刺取鼻血，排出大量恶血后，少女马上就能看见东西了。

不久之后，又来了个患者，半个脸肿得好大，连眼睛都睁不开了。

患者坐定后，张子和为他切脉，问道："你脸肿有多长时间了？"

"就这一两天。"

"哎呀！是南卿陈君，看你的脸肿得像半个茶壶一样，要不是你说话，我哪还能认得出来，你不是正准备着乡试吗？"张子和说道。

"是啊！不知怎的，突然发起头痛，接着脸便肿了起来。你瞧，我这眼睛被挤得睁都睁不开。眼看着就要秋试大考了，可不急煞人！"

"你两脉洪大，说明你的气血偏盛，可千万不能着急，否则，会加重病情。"

张子和说着，从案上拿出一本《内经》，翻开其中的一页，指给陈南卿看，并说道："面肿者风。"

"我这是风病？"

"是啊！风邪乘袭阳明经，颜面部为阳明经之分野，阳明经为多气多血之经，你这是阳明风热的头痛面肿。风肿宜汗，血气盛当泻。"

"大考之前能好吗？"

"差不多吧！这样，我先给你开一剂通圣散，以生姜、葱根、豆豉作引，你回去后，把方药与药引一同煎服。你今天饮服下去，看看服药后会有什么变化，明天再过来。"

陈南卿按照张子和的吩咐做了。

第二天，陈南卿如约而至。

"昨天服药后有何表现？"张子和问。

"服药后微微发汗，头不怎么痛了，可是面肿依旧，只

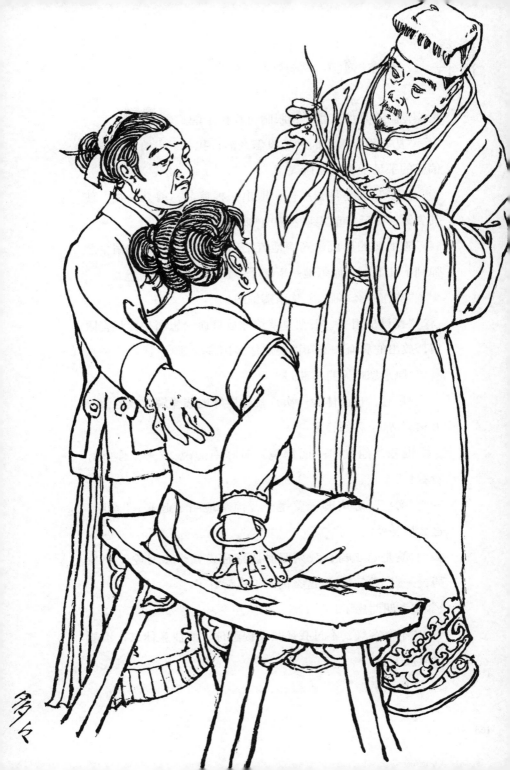

是感觉脸不是那么胀了，眼睛也轻松了些。"

"从表面上看，面肿还没怎么消，我今天再给你泻一泻偏盛的手足阳明经之血气。"

张子和如姜仲云那样，取出一根草茎，剪其一端，使其尖锐，然后持草茎刺入陈南卿鼻翼的内壁。

陈南卿的鼻血一滴滴地流了出来，张子和继续用草茎弹刺了几下，鼻血忽地一下流了一地。

"哇！这么多血。"陈南卿惊道。

"我只是用了一根细草茎给你放鼻血。想当初，我害眼病，放出的鼻血，不知道要比你多出多少。"

"原来您也亲身体验过？"

"是啊，自己体验一次，就能更好地选择最有效的治疗方法。"张子和回答道。

说完，他拿出一面铜镜，对陈南卿说："来，你好好看看！"

"啊！"陈南卿看着镜子，惊奇地叫了起来："奇呀，这么快肿就消了。"

"就是这么奇，我两眼肿胀疼痛，三个多月吃了不少药，一直不好，就是这么泻一下血就好了。"

"太谢谢您了！"

"不必客气，不过我还是要提醒你，要注意休息，不能再熬夜了。"

"是，是！"

运用草茎刺鼻与铍针放血的方法，张子和治好了不少头面之疾，也让他积累了不少经验。

有一回，张子和去西平棠溪，桑惠民来到他的下榻处。

"你的头怎么秃成这个样子？"张子和问道。

"唉！别说头了，我的脸也黑了，开始还好，现在，整个脸都黑了，还瘙痒得难受，又不敢出门，见风就瘙痒得更加厉害，不住地搔抓止痒，你看我现在，眉毛头发都掉了，成癞痢头了。我前后治了三年都没有治好。"

"你这不是癞痢头，是肾风，须砭血治疗，方能有效。"

"现在能治疗吗？"

"当然可以，你坐好，我这就给你放血。"

张子和拿出铍针来，先在桑惠民的额上刺下一针。

"痛不痛？"张子和问。

"不痛，痒痒的。"

张子和自桑惠民的额上开始下针，一直刺到颠顶。又在偏肿的地方下针，刺了这么多针，桑惠民都没有感觉到疼痛。

"我给你刺的都是太阳、阳明经所过的部位，眼外角少阳经因为少血多气，就不刺那个地方了。"张子和说。

砭刺过后，血慢慢地滴了下来，刺出的血都是墨色的。

"你看，流出的血是发乌的，还有些黏稠，你的脸色能不黑么！"

"啊！原来是这样的。"

"那就按计划治疗吧，隔一天你再来。"

第三天，桑惠民来后，张子和在上次的刺血部位下针，刺出来的血呈紫色了。

两天后再刺，血色就变红了。这回在刺第一针时，张子和问道："什么感觉？"

桑惠民回答道："有点痒。"

刺第二针时，张子和又问："怎么样？"

"有点痛。"

刺下第三针时，桑惠民突然大叫起来："怎么这么痛！"

张子和问："痛得厉害吗？"

桑惠民说："痛得受不了。"

"好啊！痛得受不了就对了，说明邪气退了，感觉恢复了。你的病基本上没问题了。"

"那，我这黑脸……"

"脸面气色的改变要有个过程，过个一二十天我再给你刺一刺。"

"还会这么痛吗？"

"我给你刺轻些。"

"好吧！"

二十多天后桑惠民又找张子和轻刺了一遍。

这次治疗后十天左右，桑惠民面部的黑色退完了，一个月后面色稍微转红，三个月后脸色已经白里透红了。

参考文献

金·张从正《儒门事亲》

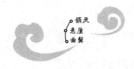

第二十九章

食肆客赘肉长出遮目睛
张子和铍针飞起整面容

张子和在西华的一段日子里，有人出于嫉妒，嘲讽他只会吐泻，说他就会用吐法和下法。张子和听说此话，心中非常不快。

一天，张子和与魏寿之到一个饭馆就餐，突然，一个面容奇特的人进入了他的眼帘。

"寿之，你看！"张子和的眼神向那人一扫，对魏寿之说。

魏寿之转过脸来一看，吓了一跳，说："这个人怎么这个样子？"

"看清楚了吧！他的一只眼睛被上眼皮上的一个瘤子挡住了，看不见前面的东西。"

只见在店堂的一角，一个男人面对着墙壁而坐，他的上眼睑生出一个瘤，向下垂着，望之犹如灰李。可能是出于对自己相貌的自卑，他不敢目视别人，可以想象到，他的内心是多么痛苦。

张子和想了想，对魏寿之说："你看着，不要一顿饭的工夫，我就能把那人的瘤子给取下来。"

"一顿饭工夫，不可能，还不知人家让不让你治呢！"

"你且看着。"

张子和走到那人身旁，那人却畏缩地转过脸去。张子和理解他的防御之心，于是，耐心地对他说："请你不要介意，我是郜城的张戴人。我是医生，看到你的情况，心中感到非常不安，我想用我的一点雕虫小技，来为你解除痛苦。"

那人想了想，问道："怎样取瘤？我先前看了不少医生，都不敢下刀。"

张子和说："不必恐慌，我不用刀割。"

"不用刀割怎么能去瘤？"

"这个，我自有办法。"

张子和先前在家乡郜城时，就曾为一人去掉手背上的瘤子。

那是一个年约十八、尚未出嫁的女子，两只手的手背都生了瘤，以至于她手腕的活动都受到了影响。将瘤对着光，可以看出其质地犹如桃胶的样子。与女子订过婚的夫家因为这瘤子想退掉这门婚事。张子和看后，就对那女子说："生在手背的是胶瘤，生在掌面的是粉瘤，你的瘤子生在手背，是胶瘤。"

张子和遂以针刀在瘤处十字刺破，挤出黄胶脓三两匙，患处就平复了。

打那以后，瘤核不再发作。女子顺利成了婚。

张子和的这种刺法，若不是精于此道者，是绝对不敢用的。

正是因为有过除瘤的成功经验，张子和面对这位患者时才能如此胸有成竹。

张子和将患者带到饭馆里面一个小的房间，房间里有一张床，他让患者躺在床上，用绳子缚住了患者的双腿。

患者有些紧张，叫道："你要怎么治？"

"别紧张，"张子和道，"我会先针刺你的乳头，使之出血。"

一切安排妥当，张子和拿出针刀，刺向那人的乳头中央，顿时，血如泉涌，同时，张子和对患者道："抬手揉你的眼睛。"

待乳头的血不流了，张子和叫患者停下手，他拿出针来，刺破赘瘤，将其中的内容物——一些粉块状的东西挤出来，刺后稍做揉按，赘瘤就下去了。

张子和带那人出来，魏寿之见了，大为惊讶："这么快就去掉了！是怎么做的？"

张子和摇摇头笑道："人有的绝技，都能让你知道、让你看见吗？"

参考文献

金·张从正《儒门事亲》

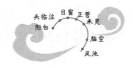

第三十章

老参政眉宇出血愈风眩
李东垣导气同精平阴阳

入春后的一天，一位年近七十的参政，挂着手杖，从卧室里走出来。

在跨进厅堂的时候，突然，噹啷一声，手杖掉到了地上。

他被绊了一下，身体向前倾斜，就在快要倒下的一刹那，家人急忙扶住了他。

李东垣正坐在厅堂里等候，听到响动，他抬起头来，看到参政颜面郁赤，犹如喝醉了酒。

他发现，老人走路的步态并不像腿上有多大的毛病。他估量着，老人的这一绊，不是头目晕眩，就是眼睛看不清。

"慢点，不要急。"李东垣站了起来，迎上去。

"李大夫，你看，这又麻烦您了，快请坐！"

　　两人在桌旁坐定后，参政说："我近来眼目昏花，视物不明，有时头晕得像是在风中漂浮一样。"

　　"还是让我先把把脉吧！"

　　李东垣诊着脉，说："您两寸洪大、尺弦细无力。"

　　"这说明什么问题？"

　　"看看您的舌头再说！"李东垣道。

　　参政伸出了舌头，李东垣看了看，问道："痰多吗？"

　　"痰多，而且黏稠，有时吐起来都费劲。"

　　"您的病属于风痰眩晕。您两寸洪大、尺弦细无力，寸脉主上焦，尺脉应下焦，您这是典型的上热下寒证，据此证型，须用寒凉药。"

　　"给我用寒凉药？"

　　"是的，按道理应该用寒凉药。不过，我觉得您年高气弱，恐怕经受不了寒凉药物之攻伐。我想……"李东垣记起先师张元素所论，凡治上焦，譬犹鸟集高巅，射而取之。

　　"不用凉药能行吗？"

　　"行。不过，要改用针刺，当眉宇之际取之，您看如何？"

　　"没问题。"

　　"那好，我这就给您针灸。"

　　说着，李东垣便拿出三棱针来，参政看到粗大的三棱针，闭上了眼睛。李东垣就在参政额前眉宇之际选点取穴，疾刺了二十余针，针刺处，皆流出紫黑色的血液。

"好了，睁开眼睛吧！"刺血完毕，李东垣对参政说。

参政睁开眼睛，又使劲地眨了眨。

"怎么样？有改善吗？"李东垣问他。

"嗯！轻松多了。"

"您再站起来，走走看？"

参政站了起来，慢慢走了几步。突然他看见地上被血浸了的一堆草纸，不由得惊叫起来："这么多黑血！"

"这黑血就是从您头上放出来的，就是放出了这些黑血，您的头目才能清楚，放的少了还没用呢！"

"有多少？"

"大概有二合。"

"啊，真不少呀！"

"现在感觉怎么样？"

"是好多了，还是大师高明。"

"不必客气！"

又过了一会儿，参政觉得头目清醒，神清气爽，他的风痰眩晕彻底好了。

李东垣，名杲，字明之，真定（今河北省正定）人，他出身豪门，自幼沉稳安静，很少言笑，却酷爱读书。20多岁时，母亲患病，请了许多医生治疗，都没有治好，最终死了也不知得的是什么病。这件事对李东垣触动极大，他立志学医。听说易州的张元素名声很大，便携带重金前去拜师。由于他深厚的国学功底，加之学习刻苦，几年以后，就学得非常好了。

李东垣的医名后来超过张元素，成为那个时代的医学大宗师。张元素是易水学派的奠基人，而李东垣则是易水学派的中流砥柱。

李杲晚年自号东垣，被后世尊为"金元四大家"之一，是中医"脾胃学说"的创始人，他十分强调脾胃在人身的重要作用，因为在五行当中，脾胃属于中央土，因此他的学说也被称作"补土派"。

李东垣既用药也用针灸。他的针法，自有特色。明代高武、杨继洲将他的针法称为"东垣针法"。他在针灸中贯穿脾胃论医疗思想，取穴重脾胃是其特点。亦常用点刺放血泄热。

参政经过那次治疗以后，头痛晕眩就再也没有发作过。

李东垣对参政的治疗，可谓从阳引阴，因其肝肾阴虚，虚火上浮，而以头面针刺出血，以泻其阴火。而下面这个故事中李东垣则用了相反的方法——从阴引阳法来治疗痞病。

一年的八月中旬，一位贵妇人求诊于李东垣。

"近来脘腹胀满，两胁肋刺痛，一点都不想吃东西。"妇人说。

李东垣为妇人诊脉，知其脉象弦细，问道："一日三餐如何？"

"我如果早上吃了饭，我这一天就再也吃不下饭了，除非早上不吃饭，中午或者晚上才能稍吃几口。"

"你平素吃饭有规律吗？"李东垣看了妇人的舌象，问道。

"前一段时间过于操劳，饥饱无常，致使饮食失节，最近睡不着觉，老是觉得心事重重的。"

"你的脉弦而细微，到夜里浊阴之气应当下降的时候，反而不得下降，因此，一到夜晚，脘腹撑胀得就特别厉害。"

"确实是这样，夜里胀得连肋叉都疼得难受。"

"阳主运化，饮食劳倦，损伤脾胃，阳气不能运化精微，聚而不散，就出现了胀满。"李东垣阐明病因病机后，接着对妇人说，"这样吧，我先给你灸中脘，它是胃的募穴，灸中脘能引胃中生发之气上行阳道，你再服用木香顺气汤辅助一下，就能使浊阴之气自此而降。"

经过李东垣的治疗，这位患者的痞病很快就好了。

李东垣灸中脘募穴，意在从阴引阳，以温补脾胃阳气。

李东垣遵从《内经》要旨，在脾胃学说基础上，创造性地提出了"导气同精法"与"同精导气法"，进一步地发挥了对导气法的应用。

所谓"导气同精法"，李东垣的原意是"先于地中升举阳气，次泻阴火”，也就是引导阳气上升以平阴火，从而达到阴阳精气协同的治疗方法。所谓"同精导气法"，即逆乱之气从何而来，就让它向何而去，从而达到阴阳气机顺其原道复归本位，再现阴阳协同的方法。

"导气同精法"与"同精导气法"，两者皆强调补脾胃，强化后天之本，建中土而平五脏。不同的是，"导气同精法"强调补升脾胃阳气以平阴火，多用于肌肉、筋骨的病变，多在土经上选属阴的穴位；而"同精导气法"则强调补益脾胃阳气，使全身气机谨守其位，各归本位，从而达到阴阳协同的目的，多用于脏腑机能紊乱为主要表现的病变，多在阴经或阳经上直接选用属土的穴位及脾胃的俞穴、募穴。

合，古代容积的计量单位，十合为一升，十升为一斗。

参考文献

明·宋濂《元史·卷二百零三·列传第九十方技·李杲》、明·江瓘《名医类案》

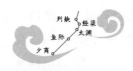

第三十一章

启后辈李杲带徒重医德
承前贤天益尊长求古训

李东垣觉得自己年纪大了，为自己的医术后继乏人而担忧，就对他的好朋友周都运说："我老了，想把医术传给后人，可是，我找不到合适的人选，怎么办呢？"

周都运说："我倒认识一位方正清廉的人，姓罗名天益，字谦甫，是真定路藁城人，其人性情淳朴宽厚，总认为自己的医术还不够精深，很想拜师学习，你若是想收高徒的话，我觉得这个人就是最佳的人选。"

"真是这样的话，我倒是乐意见一见。不过，现今乱世，人心浮躁，不知他能不能沉下心来精研医术。"

"那我就告诉罗天益，选个日子与你见个面，看看合不合适。"

"好！就这样吧。"

李东垣想找一个传人，继承他的学术经验，可是，要找到一个合适的人选谈何容易。一方面，要求对方有一定的文化底蕴，要勤于苦学，能够将自己的临床经验整理出来，惠及后人；另一方面，他更注重对方的德行，因为人品至关重要。眼看自己这么一把年纪，再拖下去就可能没有一个好的传承人了，他这才想到托好友寻找接班人。

李东垣之所以在挑选传承人上面有这么严格的要求，与他自己的个性、家庭教养和人生经历有关。

李东垣在年幼时，就表现得与一般的孩子不同，长大之后的他，为人忠诚守信，待人非常有礼貌，交朋友也很慎重。在与人们的往来接触中，他从不开玩笑去戏弄人。对于被人们公认的娱乐场所，如歌台戏院，他从不涉足。至于青楼妓馆，更是视若雷池。

有的朋友对他这样处世感到不解，暗地里商量要试探他的秉性。

一天，好友约他赴宴。

"明之！今天晚上朋友聚会，你可要来啊！"

李东垣听说晚上有集体活动，要到公共场所，就提高了警惕，问道："在什么地方？"

对方说明了酒馆的名称和地址，他知道那个地方既不是歌台戏院，又不在烟花柳巷，就爽快地答应了。

晚宴准备得还算丰盛，可他哪里想得到，他的那几个朋友，已经在准备着上演一出恶作剧。

饮宴之间，上来几个粉黛浓妆的女子，她们有说有笑、嗲声嗲气地走向饭桌，其中有的干脆就坐在男子的腿上，李东垣一见就知道是青楼女，他看在眼里，内心着实不舒服，但是他忍着，没有发作出来。

这时一个妓女坐到了李东垣的身旁。"来啊！李相公，我陪你喝酒。"那女子拉了一下他的衣角。

这一拉不要紧，可顿时触动了李东垣的神经，他感到自己被玷污了，一时火上心头，当场就脱下了被妓女触碰的衣服，借助灯火，把衣服给烧掉了。

而他的朋友，经过这次试探，再也不敢耍弄李东垣了。

还有一次，官员豪绅们在府衙接待朝廷派来的使臣，真定府府尹听说李东垣青春年少，聪慧过人，而且彬彬有礼，又有操守，便邀他前往接待。席中府尹又派人暗中唆使妓女，强劝他饮酒。当着官宦乡绅的面，他不便推辞，只得稍稍饮了一口便含着匆匆离开宴席，转身吐了出去。可见其自重自爱到了何种程度。

李东垣就是这样一个心无杂念、循规蹈矩的人。所以，他也不想找一个个性张扬、不拘小节、缺乏自律的人做自己的传承人。

过了些天，周都运把罗天益带来拜见李东垣。

见面之后，李东垣问罗天益："你学医是为了赚钱，还是为了传承医道？"

家境贫寒的罗天益反应敏捷，巧妙地回答道："愚虽不

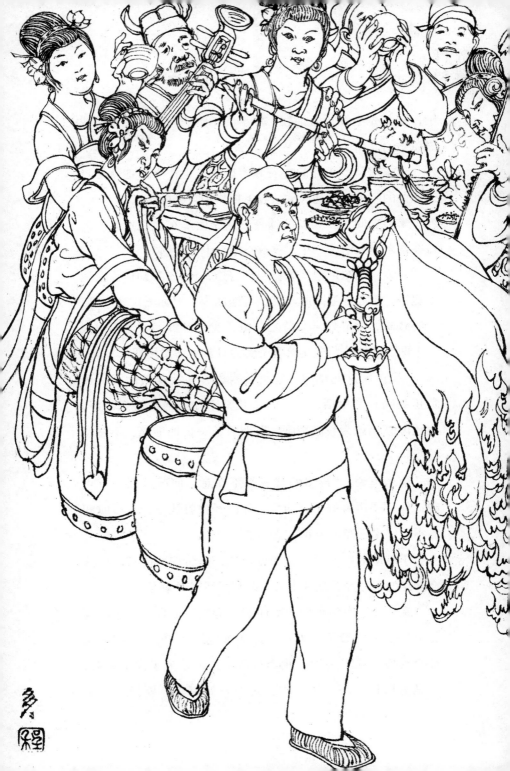

敏，承蒙先生眷顾而指教，传承前辈治病救人的经验是我
愿意做的。"

李东垣从罗天益的穿着和言谈举止上，觉得他就是自
己想要的门生，于是，欣然收下他作为自己的传人。

学习期间，罗天益的饮食日用全由李东垣负责。罗天
益在李东垣处学医三年，孜孜不倦，十分勤勉。

一天，李东垣把罗天益叫到身边，说："我知道你家境
不宽裕，担心你会因此动摇，半途而废。但你三年如一日，
专心致志，虚心好学，持之以恒，实为可贵。今送你白银
二十两，你把这些钱交给妻子作为日常生活费用吧。"

"我在您这儿学习，您言传身教，使我受益匪浅，还
负担我的日常生活，这一切，我都不知如何报答您才好，
我还怎好让您为我破费呢？"罗天益一再地推辞，不愿意
接受。

李东垣说："再多的钱我都不在意，何况这么一点点
呢？你不要再推辞了，何况，你已经报答我了，这段时间
的学习成果已经很令我满意了。"

李东垣对罗天益所寄予的厚望，是希望他能将自己这
么多年的医疗经验整理出来，以利于后来者学习。

晚年，李东垣把罗天益叫到身旁，他把自己一生所写
的书稿整理传给了罗天益，并郑重地说："我把这些书稿
都交给你，并不是为了我李东垣，也不是为了你罗天益，
而是为后世天下之人，你一定要好好保存，要推广传承

下去。"

罗天益说："我一定记住老师的教诲，把您的经验传承下去，并且发扬光大。"

"各医家都有自己的特色，你要勤求古训，还要博采众方。不断积累自己的医疗经验。"

"是。"

"还有，我曾经看过的那些病人，有的你已经接手了，有的你还没有接手，这些患者以后就靠你多多照应了。"

"我一定会尽力而为。"

"那我就放心了。"

……

宪宗元年（1251），李东垣在自己的出生地真定与世长辞，享年72岁。

李东垣年少时，洁身自爱，壮年乐善好施，为乱世做人的楷模。他著书传世，教授弟子，不追求个人名利，为历代医家所景仰。

受惠于李东垣的罗天益，比较全面地继承了李东垣的脾胃学说，他在脾胃内伤病纲目分类及其临床应用方面，进一步丰富了脾胃学说。他的学说对后世医家，尤其是温补学派影响很大。

宪宗六年（1256）的一天，一个身材魁梧的壮年男子来到罗天益的处所，罗天益一看来人，不由得惊叫起来："中书粘合公！快请上座。"

罗天益亲自为他端茶，问道："近来公务忙吧？"

"一直随军出征，少不了文书工作。"粘合公回答道。

"还记得八年前的事吗？"

"记得，我的病被耽搁了一百来天，还是东垣老给我治好的。"

"是啊！老师为你治病的那些方法，也使我受益匪浅，令我终生难忘。"

罗天益记得，八年前，粘合公 32 岁，脚膝痿弱，从脐下乃至会阴尾骶都是冷的，流出的冷汗气味臊臭，还滑精不止，服鹿茸丸三个多月都不见减轻。当时粘合公的脉沉数而有力，老师认为这是酒肉滋火于内，逼阴于外，而先前的医生不知道阳强也有不能温蕴皮肤的时候，以为内有实寒，投以热药，反补其阳而泻其阴，实际上造成了补实泻虚。后来还是老师以滋肾大苦寒之剂，黄柏滋肾丸之类的药物才得以治愈。

谈到这里，罗天益突然意识到，中书公务繁忙，无事是不会到这里来的，于是，他问粘合公："中书这次来，所为何事？"

"我出征到扬州以北的东武时，感到脚气发作，手脚都肿了起来，痛得都不能碰，尤其是足胫，脚肿得连靴子都没法穿，骑马的时候也只能光着脚，即使到了夜间，也疼得让人难以入睡。"

罗天益简单诊查了一番后道："你不必忧虑，《内经》

上说：饮发于中，胕肿于上。又说：诸痛为实。血实者，宜决之。只要在你的病位上泻血，你的肿痛就会很快地消除掉。"

"是吗？"

"是啊！把你的鞋袜脱掉，让我看看。"罗天益说。

粘合公的脚肿得厉害，罗天益取出三棱针，在他的脚上连刺数针，针孔处顿时血喷二尺高。

渐渐地，血流变细如线，所出的血大约有半升，颜色紫黑。针刺后不一会儿，粘合公感到肿痛有所消减。刺血后，罗天益又开了当归拈痛汤给粘合公服用，当天夜里，粘合公就得以安睡，第二天再服当归拈痛汤而痊愈。

当归拈痛汤由茵陈、羌活、防风、升麻、葛根、白术、甘草、黄芩、苦参、知母、当归、猪苓、泽泻等药物组成，主治湿热脚气，表邪不解。

参考文献

明·宋濂《元史·卷二百零三·列传第九十方技·李杲》、明·李濂《医史·东垣老人传》、元·罗天益《卫生宝鉴》

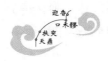

第三十二章

谦甫随子声研讨针灸法
桂芳继父业传扬两汉卿

罗天益幼年秉承父亲的训导，专注于经史的研究，攻读诗书。长大成人后，赶上乱世，于是，他放弃儒学，转而学习医术，师从名家李东垣。

罗天益在李东垣晚年（1244 年以后），跟随他学医数年，学习继承了李东垣特有的医疗技术和经验。在李东垣去世后，罗天益将老师的医学思想和经验进行整理，刊出了多部医学著作，这对于传播"东垣之学"起到了重要作用。

宪宗元年（1251），罗天益离开师门，回乡行医，刚开始是以善治疮疡而显名，后来，他被征召为元太医。元兵南下，罗天益多次随军出征，在军中，他经常访师求贤，以提高自己的医学水平。

宪宗三年（1253）癸丑岁初，罗天益随驾出征，驻屯于瓜忽都地面，大太师窦汉卿（又称窦子声，汉卿、子声均为配字）亦同行于此。罗天益知道，窦汉卿虽为重臣，但却在医学方面造诣颇深，尤其是针灸方面的建树，并不为多少外人所熟知。于是，罗天益借助这次机会，与窦汉卿近距离接触，向他请教针灸腧穴方面的问题。

罗天益问窦汉卿："太师，经上说，凡用针者，气至而效，气不至而不效，那用灸会怎么样呢？"

窦太师回答道："凡用针，针下得气就会有效果，用灸的道理叫灸之亦当发，即要想灸得有效果，就要求灸出灸疮来。用针不得气不会有多大的效果，用灸的灸不出疮来也是如此。"

"我想知道内中的原因。"

"灸不出灸疮，大多是由于本气空虚，不能做脓，失其所养的缘故。"

"那发不出疮来该如何应对？"

"应当固本益气，使经脉腧穴得其所养。若不加以重视，邪气会更盛，病就不容易去除。"

说话间，罗天益看到窦汉卿的桌上放着一本《流注指要赋》，以及有关补泻法的文章。得知都是窦汉卿所作后，罗天益向窦汉卿请求允许自己先睹为快，窦汉卿欣然应允。翻开《流注指要赋》，只见文前有一段窦汉卿的题词，曰："望闻问切，推明得病之源，补泻迎随，揭示用针之要……"

文中写道："必欲治病，莫如用针，巧运神机之妙，工开圣理之深，外取砭针，能蠲邪而扶正，中含水火，善回阳而倒阴……"

罗天益边吟诵边说："此妙语连珠，脍炙人口之赋，当为古今针灸歌赋之冠。"

"你是这样认为的？"

"是啊！"

"辞藻是一个方面，作为医生，更重要的是要掌握其中的要义。"

罗天益放下《流注指要赋》，拿起解说补泻法的文章，问道："太师缘何作这补泻法之文？"

"这补泻法是我从《素问·刺法论》中提炼出的有关内容，加上我所了解的一些刺法经验，总结成的刺法的规范。"

"《刺法论》在《素问》的遗篇中，林亿等人认为是后人托古的伪作，据说该篇是宋代一个懂医的道人所作。"罗天益说。

"是的，正因为它是伪作，不足为据，所以，长期以来，被湮没在故纸堆中，无人发掘。然而一篇文章的好坏，并不取决于它是不是古人的作品，该篇《刺法论》总结了宋以前的刺法，具有很高的学术价值。"

"太师真是慧眼识珠啊！"

"为医者就是要做到继承，整理，发扬，提高。只可惜我大部分时间都忙于政务，无暇顾及此事。"

"忙于政务的太师都能做到这种程度，为医的天益实在是惭愧，太师的精神值得学习。我将会尽我的绵薄之力，将我收集到的医疗方法和临床经验汇编成册，以利于后学者。不知您的大作可否容我抄下，将来成书时一并载入。"

"利民之事，何乐而不为！你随意吧！"

罗天益在诊疗之余，以《内经》理论及洁古、东垣之说为宗，旁搜博采众家，结合自己的体会，陆续整理出的论述与医案，于至元十八年（1281）汇集成册，定名为《卫生宝鉴》，共二十四卷，其中包括窦汉卿的《流注指要赋》和补泻法。从窦汉卿的论述和医案来看，他是一位针灸并用、重灸法又重泻络的针灸学家。

除了太师窦汉卿，元代还有一位与太师同名同姓的医家。同一时代，出现两位同名医家，在我国的医学史中，恐怕也是少有的。为了区别两位，我们将窦太师称为北汉卿，而将另一位医家，称为南汉卿。南汉卿以药、艾行医于民间，救人无数，为士大夫所尊重，授借补宪司官医助教之职。

南汉卿的儿子窦桂芳，也成为一代针灸家。他字静斋，是建安（今属福建建瓯）人。

至元十三年（1276），窦桂芳行医于江淮时，得遇一针界高人，教他针法，并且，还将《子午流注针经》《窦汉卿针经指南》两书赠送给他。窦桂芳读了这些书，大有长进，至大四年（1311），他将《窦汉卿针灸指南》《子午流注针经》《黄帝明堂灸经》《灸膏肓俞穴法》四本书合而为一，名曰《针灸四书》，于皇庆元年（1312）刊印于世。书末附有自撰的《针灸杂说》。

参考文献

明·宋濂《元史·卷一百五十八·列传第四十五·窦默》、元·罗天益《卫生宝鉴》、元·窦桂芳《针灸四书》

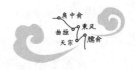

第三十三章

标幽赋显精要脍炙人口
窦太师倡八法指南针经

拯救之法，妙用者针。

察岁时于天道，定形气于予心。

春夏瘦而刺浅，秋冬肥而刺深。

不穷经络阴阳，多逢刺禁。

既论脏腑虚实，须向经寻。

……

这篇名为《标幽赋》的针灸歌赋，不论是从文采韵味来看，还是从它所阐发的针灸理论及其对临床的指导意义来说，都堪称上乘之作。自元明以来，一直排列于诸多针灸歌诀歌赋之首。它的作者是元初的名臣、名儒，著名理学家、教育家窦汉卿。

元朝立国之初，元世祖登基前曾向窦汉卿请教治国之道，世祖忽必烈问他："作为一国之统领，首先必须做到的是什么？"

"首先要坚持纲常，如果没有这个，那就没有办法自立于世！"窦汉卿回答。

"还有吗？"

"帝王之道，在于诚意正心，君之心正，则朝廷上下远近，就会齐心协力。"

忽必烈颇为信服他的说法，对他礼待有加。

过了一些时候，窦汉卿请求南归，朝廷命大名、顺德各给他田宅，有司每年向他送衣物。

到了元世祖即位时，征召窦汉卿到上都，忽必烈问他："朕要找如唐朝魏征那样的贤良，有这样的人吗？"

窦汉卿回答道："敢于在圣上面前上谏诤言、刚毅不屈的，有许衡；深谋远虑、有宰相才能的，有史天泽。"

忽必烈认为他有伯乐之慧眼，任命他为翰林侍讲学士。

窦汉卿，原名杰，后更名窦默，字子声、汉卿，广平路肥乡县（今河北省肥乡区）人。

窦汉卿自幼喜欢读书，族祖窦旺，任郡功曹，要他学习刀笔，好做状师，他不肯，只愿修习儒学。

正当他苦读经书时，碰上元兵伐金，他不幸被俘，同时被俘的三十多人都被杀了，只有他得以逃脱，回到家乡后，看到破败的家里只有母亲还活着，母子俩在惊恐中相

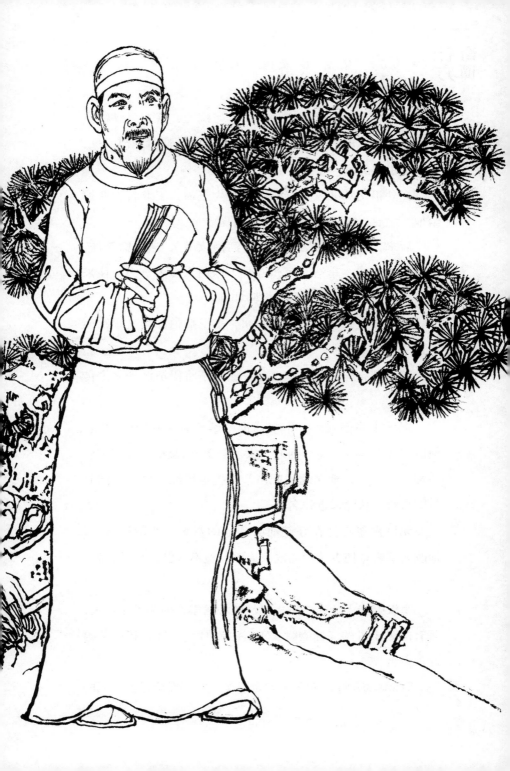

依为命。不久，两人都患了病，母亲病死，就在窦汉卿拖着病躯草草葬母之时，元兵又打了过来，他渡过黄河南逃，投靠外祖父吴家。

在外祖父那儿，窦汉卿结识医生王翁，王翁将女儿嫁给他，之后，窦汉卿随岳父学医行医。

后来，窦汉卿旅居蔡州（今河南汝南），遇名医李浩，授以铜人针法。李浩是兖州滕县（今山东境内）人，往来滕县、东平间，为人治病，效验如神。

当时金哀宗完颜守绪迁蔡州，窦汉卿怕元兵又跟踪而至，逃往德安避难。

窦汉卿旅居德安，孝感县令谢宪子将伊洛性理之书传授给他。

元兵攻陷德安后，中书杨惟中奉旨召集儒释道之士，他应召北上至大名（今河北省大名县），与姚枢、许衡等研习理学。后来，他又返回肥乡，教授生徒经术之学。同时行医自给，从此远近知名。

元世祖忽必烈在登基前听到他的贤名，遣使征召他，他改名躲避。使者让他的友人追踪，他不得已，只得从命。

窦汉卿步入仕途之后，仍然留心医学，他侧重于针灸，著有闻名于世的《标幽赋》《流注指要赋》《针经指南》等针灸专著。

《标幽赋》将针灸学中较为精深奥妙的理论通过歌赋的

形式加以阐释，让后人能易学会用。《标幽赋》问世后，先后有元代王开、王国瑞，明代徐凤、高武、杨继洲、吴崑，以及清代李学川等诸多针灸名家，为此赋作注，足见此赋的学术价值和地位。

《标幽赋》言辞精简，文字优美，语意极其深远。如"一日取六十六穴之法，方见幽微，一时取一十二经之原，始知要妙"，为子午流注针法的广泛传播，做了很好的宣传。对于取穴法，他也有自己的观点，"大抵取穴之法，必有分寸，先审自意，次现肉分，或伸屈而得之，或平直而安定"。并提出了严格取穴的要求，如"取五穴用一穴而必端，取三经用一经而可正"。意思是说选用一个穴位就必须将该穴前后左右四穴都取好，以便根据五穴之间的相互关系来确定穴位；选用一条经脉，必须明确左右两经的位置，这样才能保证经脉的定位不偏不倚。此外，还介绍了他的取穴经验，"在阳部筋骨之侧，陷下为真，在阴分郄腘之间，动脉相应"。这些至今仍然很好地指导着我们的临床实践。

窦汉卿针灸的另一个特点，即八脉八穴的应用。

在罗天益与窦汉卿交往的日子里，窦汉卿的一种简便的针灸配穴法使罗天益感到新奇。

"太师，您这是什么方法？我看您扎针有时只扎手腕和脚上。"

"我之所以这样用，是由于我们地处北方，气候寒冷，

长期出征，兵士们生病后，没有一个像样的治疗环境，我
就想到，这几个穴位，能够治疗阴阳表里，胸腹肋胁，乃
至颈肩腰腿以及脊背等全身各处不少相关的疾病，治疗时，
还用不着脱去防寒保暖的衣裳。"

"那倒是好，您主要要用哪几个穴位？"

"有这么八个穴位，分属心包、脾、膀胱、小肠、三
焦、胆、肺、肾八条经脉。他们分别是内关、公孙、后溪、
申脉、外关、临泣、列缺、照海。这八个穴位原本在十二
经的循行线上，由于它们分别与奇经八脉的八条经脉脉气
相通，所以，又叫'交经八穴'。"

"我看您用得最多最好，为什么不叫'窦氏八穴'或者
'窦氏八法'？"

"应用这八个穴，也不是我首先想到的，我是从宋子华
所藏的针灸书中看到的，据说是由一个叫作少室隐者的人
所传。"

"这八个穴与奇经八脉的关系是……"

"内关通阴维、公孙通冲脉、后溪通督脉、申脉通阳
跻、外关通阳维、临泣通带脉、列缺通任脉、照海通阴跻。"

"这样说来，它们中的每一个穴位都能治疗本经并兼治
一条奇经的相关病症。"

"是这样的，但也不能以偏概全。在临床应用上，这八
个穴可以单独选用，还可以上下两两相配共同使用。"

"怎么配合？"

"上与下，即一手一脚，同是阴经穴，或同是阳经穴。具体的配对是这样的：内关配公孙、后溪配申脉、外关配带脉、列缺配照海。其中阴经相配的对穴，主要治疗内脏的疾病，阳经相配的对穴，主要治疗头颈肩膊等部位的疾病。其具体的治疗范围，在我所整理的书稿中写得很细，并且，还说明了该先取哪个穴，后取哪个穴。"

"和太师在一起真是长见识啊！"

窦汉卿在前人经验的基础上，经过长期的临床实践，不断深化对八穴的认识，总结出八穴主治的各种病证。由于窦汉卿对八穴推广应用的贡献，交经八穴后来还是被人称为"窦氏八穴"。

八脉八穴具有适应证广、高效安全等特点，因而为后世针家所重视。《标幽赋》对八穴的功效进行了高度的概括，说道："阳跷、阳维并督带，主肩背腰腿在表之病；阴跷、阴维任冲脉，去心腹胁肋在里之疑。"根据八穴与八脉的关系，将八穴分属阴阳，分主表里，分治经络与脏腑，可谓提纲挈领，故为后世所尊崇。

参考文献

明·宋濂《元史·卷一百五十八·列传第四十五·窦默》、元·窦桂芳《针灸四书》、元·罗天益《卫生宝鉴》

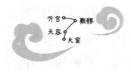

第三十四章

朱彦修荐贤才只为病患
葛可久针两乳解除劳疸

朱丹溪——"金元四大家"之一，滋阴派的代表，在针灸治疗上多用灸法。他最要好的医道朋友是葛可久。

葛可久是平江路长洲（今江苏苏州）人。葛可久名乾孙，是江浙官医提举葛应雷的儿子。他性情豪爽，仪表奇伟，体力过人，十几岁时爱习武练兵，长大后读书中举，后来，他放弃仕途，继承家业，研习岐黄医术。他天资聪慧，很快就精通了这门学科，为人治病，常见奇效。因此他的盛名传至南北各地。

朱丹溪，名震亨，字彦修，"丹溪先生"是人们对他的尊称。他主要在义乌一带行医，可他却与相隔数百里之外、身处长洲的葛可久相交甚笃，两人感情深厚，有着同样外向的性格，且医术不相上下，可谓同气相求。二人经常在一起相互切磋技艺，一同会诊，不是你到我这里来，就是我到你那里去。

有一次，江浙行省的一位官员，在上任途中忽患中风，请朱丹溪、葛可久前来诊治。

会诊后，朱丹溪说："病已危极，不可救药了。"

葛可久说："我也知道他已病入膏肓，不过，药物不及，还有针法可以应用。"

朱丹溪接着说："病已至此，恐难以回复。"可是，家属还是坚持要葛可久用针，葛可久不得已，只好为这个患者针刺。几针下去，患者手脚的肌肉有些微微地颤动。

停下针来，患者的肢体又不动了，葛可久运动针体，并施以针法，患者手脚的肌肉又颤动了起来。

"咦！"患者的家人看到了他手脚的细微动作，还以为病情有了转机，不由得脸上流露出一丝喜悦之情。

朱丹溪恐怕病家不了解病情的严重性，就对他们说："他的这个病，针法只可暂时运动他的肢体，对他疾病的转归并没有什么作用，这从他的眼神、脉象、舌象等方面的征象就看得出来。"

"真的就没法救了吗？"

"是没法救了，我实实在在地告诉你们。"

这时，葛可久抽出针来，也无奈地摇了摇头。

朱丹溪问患者家住何处，患者家属告诉了他。

朱丹溪就对他们说："你们要赶快回去，走得快的话，还能赶到家里，稍有迟缓，那就来不及了。"

一听这话，患者的家人慌了，他们可不希望人死在半道上，抬起患者就匆忙上路了。

后来，有消息传来，如朱丹溪所料，这人真的到家就去世了。

浙中有一位女子，骨瘦如柴，奄奄一息，患者家属抱着一线希望请朱丹溪诊治。

"都瘦成这个样子了，怎么这才来看？"朱丹溪问道。

"发病以后，已经看了多位医生，都说是痨瘵，可就是没有一个治疗起效的，我们也是没有办法，最后经打听，得知您的大名，这才辗转来到这里，请您救救她吧。"患者的家人说。

朱丹溪诊断后，说："没错，确实是痨瘵，不过，并不是像他们说的那样，就没有什么办法了，用药物、艾灸是能够治愈痨瘵病症的。"

"那就太谢谢您了！"

"不必客气！"

痨瘵女子经过朱丹溪一段时间的认真治疗，病情有明显好转。患者食欲上去了，身上有肉了，说话的声音也响亮了。只是脸上的那一块红晕还没有褪掉。

朱丹溪针对患者脸上的红晕继续治疗，却总也不见起色。

朱丹溪对患者的家人说："我也只能治到这个地步了。

现在要请吴县的名医葛可久施用针灸治疗，才能彻底痊愈。不过，他这个人很难请。"

"那怎么办？"

"这样吧，我写一封信给你带去，他必定会来的。"

朱丹溪说罢挥笔写就信函，交给了患者的家人。

患者的家人很高兴，雇了一只小船，沿河北上，去吴县请葛可久去了。

到了吴县，几经周折，找到了该城一隅的一个小店，在说明来意之后，店主将这个人带入内堂。

刚步入内堂，就听到里面的叫喊声。

"五条！"

"八饼！"

"八饼？！我和了。"

这叫声最响的就是来人要找的葛可久。

"葛先生！有人找。"店主对葛可久说。

葛可久赌牌正在兴头上，听说有人到这里来找他，就瞪大了双眼，结果发现，来找他的那个人他并不认识。

"找我？"

"找葛可久先生。"

"找我干什么？"

"找你……"来者见葛可久气盛，便掏出信函，扑通一声跪了下来，将信函高举至头顶，说："这是朱彦修先生的亲笔信。"

听说是朱丹溪的信使，葛可久忙迎了上去，接过信函，说："快快请起。"

来人站了起来，葛可久问道："你是怎么找到这里来的？"

来者说："我找到您的寓所，您家里的人告诉我说您在这儿，因为事情紧急，我就贸然赶到了这里。"

葛可久听说是急事，就赶紧打开信函，看后知道是朱丹溪要请他到义乌会诊。

"走！"葛可久来不及给店主打招呼，带着来人向外走，走到门口，他转过脸来，对着赌友大声叫道："我到义乌给人看病去了！"

他没有回家，直接随来人一道登舟而去。

到了义乌，朱丹溪详细介绍了那女子的病情，请葛可久诊视。

诊后，葛可久当着患者的面，对朱丹溪说："她的病在胸肺，余邪尚未除净，当针刺她的两乳。"

那女子听说要刺其两乳，两手抱拢，抓紧了衣襟。

"不要紧张，没有你想象的那么可怕。"朱丹溪在一旁说。

"不用你撩起衣服，我将透过你的衣服给你针刺。"见女子有些顾忌，葛可久说道。

女子慢慢地把手放了开来，问道："痛吗？"

"稍微有点痛，一会儿就好了，不必忧虑。"

女子静下心来，闭上眼睛，端坐好后，等待葛可久的治疗。

葛可久见女子准备好了，便取出针具，隔着她的薄衣，刺向了她的两乳。

女子身体一抖，葛可久将两乳上的毫针稍作运转后，就取了出来。

"有镜子吗？"葛可久问道。

"有，这儿。"有人递过来一面铜镜。

葛可久接过铜镜，对着女子说："好了，你把眼睛睁开，好好看看。"

女子睁开了双眼。

"哇！红晕不见了。"女子看到镜子里的面容，简直不敢相信自己的眼睛。

朱丹溪能够当着患者的面，承认自己治疗上的不足，并不计个人名利，推荐高手，这需要多么宽阔的胸怀！葛可久对好友有求必应，充分体现了他与朱丹溪肝胆相照的真挚情谊。这则故事可算得上是中医"会诊"的一段珍闻。

参考文献

元·戴良《丹溪翁传》、明·徐祯卿《异林》

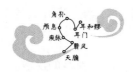

第三十五章

镇南王求高手秃鲁引荐
徐文中暗下针王妃病痊

镇南王王妃生病卧床，连坐起来都十分困难，虽然请了不少名医，但都疗效不佳，镇南王急得在王府里直转圈。

"王爷，有人求见！"正当镇南王一筹莫展之际，侍从来报，有人要见他。

"何人求见？"

"南台侍御史，是为了王妃的病而来。"

"快请他进来！"

南台侍御史秃鲁风尘仆仆地赶来，正是为镇南王推荐名医的。

"王爷，我知道一个医生，功底颇深，我觉得他有可能医好王妃的病。"

"你说的是谁？"

"这人名叫徐文中，是安徽宣州人士。"

"徐文中？是何人？"

"徐文中的岳父是当地一位颇有声望的名医，见徐文中聪颖、朴实而且好学，便将自己的学问毫无保留地传授给了他。没过几年，徐文中就能像他岳父一样为人治病，不仅如此，他还在许多方面超过了他的岳父，尤其是在针灸方面，许多疑难杂症，往往只需扎上几针，便会迅速根治。徐文中平日四处行医，对金钱十分淡漠，对当官也没有什么兴趣。起初，他被人推荐到某县当县吏，但由于不堪忍受繁杂的公务便悄然离去。后来，又有人推荐他做安陆府的府吏，可没有几天，他就厌倦了官场上的繁文缛节，最后不辞而别，四处行医去了。"

"那你怎么知道他有办法治好王妃的病呢？"

"您听我说，有一次，他到吴郡游历，吴郡的一个大户人家有人患了风湿病，躺在床上，痛苦不堪。当听说徐文中路过当地的消息后，就请他去治疗。徐文中没有开药方，只是在患者的腿上扎了几针，奇迹就出现了，只见患者从床上坐了起来，马上可以下地走路了，患者家属见状，高兴得不知说什么才好。这件事迅速传遍了吴郡，一时间，找他治病的人络绎不绝。吴郡的官员见徐文中医术高超，深受人们敬重，便请他做郡吏，徐文中推辞不过，只好就任。"

"还是做官去了？！"

"他哪有心思做官，早晚还是要辞掉的。不过他做了郡

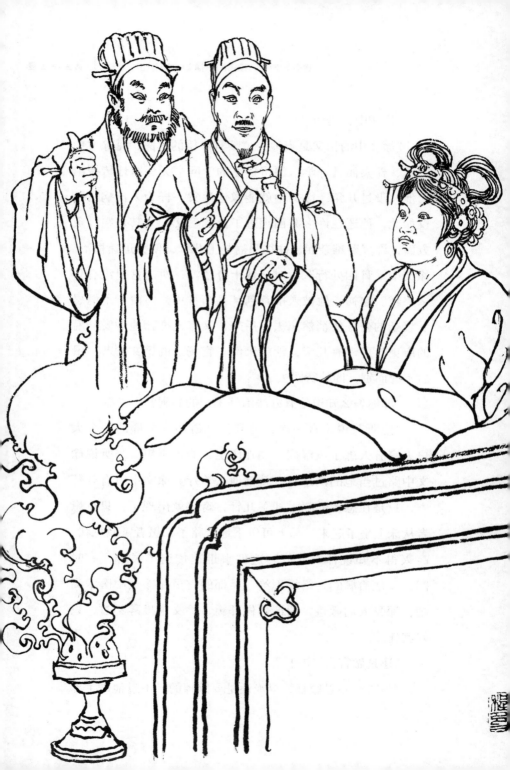

吏，更有机会接触乡里的病患了。"

"他现在还在吴郡吗？"

"还在吴郡。"

"好！那就请他来给王妃看病吧！"

镇南王立即派人快马加鞭到吴郡去请徐文中。

徐文中到后，镇南王向他述说了王妃的病情，然后领他到内室为王妃诊视。

诊视完毕，徐文中从药箱里取出了几根长短不一的银针，镇南王见徐文中没有开药直接针灸，担心地问他："这样治王妃的病，能行吗？"

徐文中沉稳地回答："王爷放心！"然后，对着镇南王耳语道："别让王妃看见针。"

准备停当，徐文中转过脸来，对王妃说："请您将手脚抬一抬！"

王妃尝试了一下，说："抬不起来。"

徐文中便按住王妃的合谷、曲池两个穴位，偷偷地将银针扎了进去，并用王妃的衣袖将针刺处遮盖了起来。

王妃没有丝毫疼痛的感觉，她全然不知徐文中给她扎了针。

过了一会儿，徐文中像开始的时候一样，再次对王妃说："请您抬起手脚！"

王妃有些不高兴地说："不能。"

徐文中对她说："经气已经正常运行了，您抬一抬手试试！"

王妃试着把手举了一下，"嗳！"她居然很轻松地抬了起来。

"再抬一抬脚！"

果然，她的脚也轻松地抬了起来。

镇南王在一旁屏声静气地看着，当他看到王妃的手脚在徐文中的针刺刺激下，都能够活动时，心中异常高兴。

"那我不用针灸了？"王妃问道。

"不用针灸你能好吗？你再仔细地看看你的手臂。"镇南王在一旁说。

徐文中撩开衣袖。"啊！"王妃看见了留在手臂上的针。

"不要惊慌，我这就给您拿下来。"徐文中说着，将针取了出来。

到了第二天，王妃就坐起来了。于是，镇南王设宴犒赏徐文中，还赐给了他许多钱财。从此，徐文中的名声震动了广陵，人们都认为他是扁鹊再世。

徐文中后来在广陵停留了一个多月，为广陵的许多患者治病，一些病情危殆的患者都被他救活了。后来，他又由兰郡迁往武林山。没有多久，吴郡的郡守得病卧床不起，又找到了徐文中。没过两天，郡守的病便被他治好了。

徐文中在行医时总是对人们说："我所传授的弟子不少，然而他们的医术却不如我灵验，不是因为我藏私不把秘诀教给他们，而是因为他们只注重利益而忽视了道义。我游方行医，前后已经四十多年了，接受过我治疗的人多得都数不过来，我却从来没有要求他们回报我，只知道尽自己的所能施行我的医术罢了。"

参考文献
元·徐显《稗史集传》

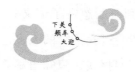

第三十六章

朱震亨教徒子倾囊相授
赵良仁学戴人砭血不泥

"哎哟！你这是什么刺法，让我流这么多血。"诊室里，一个穿着长衫，书生模样的患者坐在凳子上，看见地上的血，惊叫着。

"这叫铓针刺法，是金代张戴人的针灸一绝，戴人你知道吧，大名鼎鼎，攻下派的代表人物，在针灸的治疗上善于泻血，好多目赤肿痛、头风面肿的患者都是用这种方法治愈的。你的毛病，头风连左目壅痛，正适合戴人的铓针刺法，我想，照此法为你治疗，肯定没问题。"

"嗳！你这个朱丹溪的传承人，怎么今天倒大谈起张戴人来了？"

"话可不能这么说。作为一个医生，就应该勤求古训，博采众方。我是朱丹溪的学生，可是你知不知道，我师父的老师罗知悌是刘完素的二传弟子，但是，他也旁参、吸纳了张从正、李东垣两家的学术观点。罗知悌对我师父既有理论的传授，又有实践的指点，使他的医术有了长足的进步。也就是说，师父有不少的治疗方法是在总结前人经验的基础上获得的。"

这个说话的医生，就是朱丹溪的得意门生赵良仁。

赵良仁，元末明初医家，字以德，号云居。浦江县人。少习儒学，通读经史。后从朱丹溪习医，尽得师传，治病多有奇效，闻名浙中。

赵良仁学会铓针刺血法后，很快应用于临床，且屡屡奏效。他给这个患者放了不少血，心想，应该差不多了。

"怎么样！还痛吗？"赵良仁问道。

可病家摇摇头，一副痛苦的模样，显然，此法还未能收效。

"奇怪了，没错呀！我是用的戴人法，是在百会、上星等处放血，怎么就没有用呢？！以前可没有碰到这种情况啊！"赵良仁遇到了难题，他苦苦地思索着。

"头上肯定不会错，是不是这个患者的病位不同于其他患者。"他一边想，一边用手触摸着病者的头，从正中的督脉，向左侧旁开，准备沿头部的太阳经、少阳经逐一按压寻探。

"哇！好痛。"当赵良仁在患者头部左侧足太阳经所过的地方，从发际处与督脉的上星正对的位置按压时，患者叫了起来。

"噢！病痛在这里。"这时，赵良仁心中有了底。

"是这里吗？"赵良仁又重按了一下。

"啊！别按了，痛得受不了。"患者在回答的时候，赵良仁右手已迅疾地将锋针刺向病所，随针而出的又是不少血。

"这里还痛吗？"赵良仁重又按压了原来的痛处，问道。

"咦？刚才还疼得要命的，怎么现在就不疼了呢？"患者感到奇怪。

"头还痛吗？"

"嗯！好多了。"

"眼睛睁开，睁大一点，看看怎么样？"

"左眼也不痛了，看东西也清楚多了。到底是名家传人，名不虚传，真有办法。"

"承蒙夸奖，我这是盛名之下，其实难副，徒有虚名罢了。"赵良仁道。

赵良仁对这一病案感触颇深，在日后的记述中写道：通过这一病案，使我清楚地认识到，针刺的治疗，必须切中病痛的所在位置，药物的应用，要针对病邪，才可能治愈。前人所立的方法，不过是一种常规的方法而已。赵良仁若是死守张戴人的法子，用那固定的穴位，不加变通，哪还能治好这个患者。

参考文献

清·魏之琇《续名医类案》

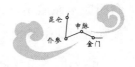

第三十七章

老妇人头面刺络疼难止
楼全善手足排陈证解除

萧山的楼塔镇是个四面环山，风景秀丽的好地方。

楼塔人大多是五代时吴越王钱镠麾下大将楼彦孚的后裔，楼彦孚当年奉钱镠之命镇守乌伤（今浙江义乌），后来定居在萧山楼塔黄岭岩下。

元末明初，从楼塔走出来一位医学泰斗，他就是楼彦孚的十五世孙楼英。

楼英，名公爽，字全善，号全斋。他自幼聪颖好学，4岁识字，7岁能读《内经》，11岁习文字、古训、音韵之学，12岁能讲论《四书》。17岁那年，母亲生病，他精心侍奉，亲尝汤药，寸步不离母亲床前。

在他母亲患病的时候，他的父亲请浦江名医戴原礼三次到楼塔为其母治病，戴原礼可是"金元四大家"之一朱丹溪的高徒，他医术精湛，往往药到病除。楼英对戴氏的高明医术佩服不已，心中萌发了行医济世的愿望，于是，他常常向戴氏请教医术、医理。

楼英的父亲楼泳不希望儿子从医，他自己曾经当过富阳儒学教谕，总希望儿子能够熟读《四书》《五经》，求取功名，荣耀祖先。

元末明初，战事四起，楼英不想听从父辈的安排，走仕途之路，他对父亲说："行医治病，惠及黎民百姓，那不比当官还好吗？"同时，他立下"不为良相，宁为良医"的志向。

从20岁起，他一边读书学医，一边往来乡村民间行医，亲自采摘草药，煎汤制丸。他的行医足迹，遍及苏、浙、皖、鄂等地。

洪武十年（1377），明太祖朱元璋患病，召民间名医，46岁的楼英经临淮（今安徽凤阳一带）县丞孟恪推荐，前往京都（南京）给明太祖朱元璋治病，明太祖病愈后，见他医术高明，非常赏识他，命他留在京都太医院任职。但楼英不堪忍受官场应酬，以年老体弱多病为由，上表辞谢，这年八月，明太祖下诏"赐归"。楼英回到民间后，一边继续行医，一边著书立说。

一次行医诊病时，楼英碰到一位患有头痛病的老妇人。

"头痛有多久了？"楼英问道。

"一年多。"老妇人回答。

"有不痛的时候吗？"

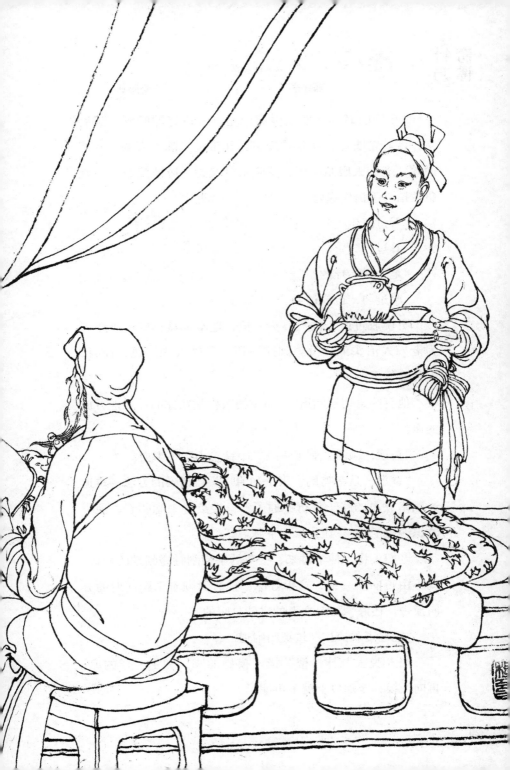

"开始的时候，发发停停，还有一段好的时候，到后来，就经常头痛，尤其是现在，几乎没有静下来的时候。"说着，老妇人眼睛一眨，感觉头部又是一阵跳痛袭来，她急忙抬起手捂住痛处。

"看过医生吗？"

"看过。"

"是怎样治疗的？"

"服过药，也放过血。"

听说放过血，楼英心头一惊，他本来盘算好用刺血来为老妇人治头痛，没想到这一招倒是被人先用过，而且，没什么效果。

他有些急切地问道："当时的医生是在你的什么地方放的血？"

"头顶，额前，刺下去一二十针，出了不少血。"

"看来，是秦鸣鹤、张子和治疗头目诸疾的方法。难道这刺络放血的路子就行不通了？"楼英心中念叨着，他下意识地说了句："让我诊一下脉。"

老妇人将手伸了过来，楼英的手指刚触碰到她的寸口，就不由得向后一缩，这手好凉，他赶紧顺着手腕向肘的方向摸去，还好，寸口之上的皮肤是暖的。

"把鞋子脱掉！"楼英吩咐道。

妇人脱去鞋袜，楼英摸了摸她的脚，和手一样的凉，再向上摸，至踝以上就不再凉了。

　　他舒了一口气暗道："好险，若是真头痛，那可就没得救了，还好，手臂与小腿都是温的，没有凉过肘膝关节。"

　　真头痛，头痛的一种，《灵枢·厥病》曰："真头痛，头痛甚，脑尽痛，手足寒至节，死不治。"

　　楼英问："不是满脑子都疼吧？"

　　"不是，我感觉就是这里，脑壳痛。"老妇人说着，两只手举了起来，摸着她头疼的地方。

　　既然不是真头痛，怎么在头上刺血没有效呢？楼英想到了《内经》上的另一句话："头痛不可刺者，大痹为恶，日作者，可令少愈，不可已。"这也是《灵枢·厥病》中的文字，是说头痛有不易取效的，可能是严重的痹症酿成的头痛，如果天天发作，针刺后也只能略有好转，但只是临时的效果，不能根治。

　　"看来，我是不能按照头痛来治疗了。该改变思路，先找出痹阻之所在。"楼英琢磨着。

　　"再让我看看你的手脚！"

　　老妇人伸出了她那有些发冷的手和脚。

　　"你看，这血络，都变成黑的了，再这样下去，血就流不动了。"楼英指着老妇人手脚处的脉络道。

　　"这咋办？"

　　"我帮你放放血，血放出来后，就会好转起来。"

　　楼英拿出锋针，于老妇人手足血络紫黑之处刺入，锋针拔出后，如墨汁样的黑血从针孔中流出，所流乌血，达数盏之多。

放血过后，楼英又循着刺过的血络，找出受病的经脉，予以针灸，最终，不仅疏通了老妇人手足的血脉，还医好了她持续了一年多的头痛病。

楼英积三十年研究医学的心得，结合自己的临证经验，于洪武二十九年（1396），撰写成《医学纲目》40卷。《医学纲目》系综合性医书，资料丰富，纲目清晰。该著作分门论述，所述病症多属常见病，以内科杂病为主，兼及外科、妇科、五官科等病症。后来，明代著名药物学家李时珍编著《本草纲目》时，将其列为参考书。

参考文献

清·张廷玉《明史·艺文志》、清·魏之琇《续名医类案》

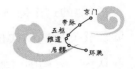

第三十八章

久咳者得针刺一时昏厥
凌汉章祛垢痰早做准备

房间里，一人坐在凳子上，另有四个人分别站在凳子的四周，牵着他的头发。看到此等怪异的情景，你一定会纳闷，这是在做什么？

不错，是有些奇怪，为什么要牵着这个人的头发呢？原来是医生在用针灸给这个人治病，针取头上的一些穴位，让他坐着是为了便于医生选穴施针，让多人牵拉头发是为了防止患者在针刺的时候突然晕倒。

"大夫，您看他现在的情况怎么样？"诊病之前，患者家属曾经问道。

"他发病咳嗽，五天不能吃饭，本是寒湿内积，可是你们先前请的医生都投以补剂，结果是湿积寒实不但得不到祛除，反而加重了。"医者回答。

"那如何是好？"

"他的这个寒湿积滞的咳嗽，可以用针刺的方法来解除。我们所选的穴位在头顶上，根据他目前的身体状况，我认为，针刺的时候可能会出现晕厥的情况。不过，你们放心，他昏晕过后是会醒过来的。但是，我还是要提醒你们，为了避免他突然晕厥跌仆在地，在我给他针刺的时候，你们几个还是要站在他的周围，牵拉着他的头发。"

噢！开头出现的情景，原来是这么回事。那实施针灸的是谁？

是明代针灸大家凌云。

凌云，字汉章，号卧岩，归安双林（今属浙江湖州）人。凌云从医，有学针、弃针、复又学针这样一段经历。

凌云年少时学习针灸，曾有三位患者在针刺后死亡。他以为患者针后死亡与他有关，就打算放弃针灸的学习。可是，当他将针扔到水中时，所看到的景象使他感到有些奇怪，那些被弃置的针都漂浮在水面上。当然，我们现在都知道这是水的表面张力所造成的，但是，由于当时人们的认识水平有限，凌云认为那是天命，于是，他又重新捡起针来，精研针灸术。

有一次，他北游泰山，在古庙前看到一个患者，奄奄一息。凌云看到后，恨自己不能救助，心里很不是滋味。就在这时，忽然走出一位道人，为患者针刺左侧大腿，患者立刻就苏醒了。

眼前的一幕令凌云感到振奋，他迎了上去，问道："患者得的是什么毛病，您能使他一针见效？"

道人对凌云说："这个人是由于毒气内侵，使他气息奄奄，针刺后，毒气散去，他就醒了。"

"在下致力于针术，却得不到要领，求师父指点。"

道人见这个有意于针灸医术的少年好学多问，就传授他以明堂针法。

再说那位寒湿积滞咳嗽的患者，凌云给他扎完针后，准备留一会儿针。突然，家属喊道："啊！不好了！"

只见患者眼睛向上一翻，继而失去知觉，坐立不住，向后倒下去。幸好凌云事先有所交代，才没有被摔倒在地上。

看见患者直挺挺地躺着，年龄最小的家属竟然号啕大哭起来，紧跟着，其他的家属也纷纷流下了眼泪。

"不要紧的，诸位，用不着害怕，他无事，这只是晕针。"凌云搭了搭患者的脉，沉着地说，"他因病五天都没能进食，身体衰竭之至，虽说有医生给用了补药，但是他那寒湿实邪没有祛除之前，如何能补得进去。这样的身体，能不晕针吗？所以，我要你们拉住他的头发，以防摔着。"

一位家属伸出食指，放到患者的鼻孔前，他感觉到了患者的气息，说道："还是先生高明，事前就能预测到将要发生的事。"

"不是我高明，这只不过是事物发展的必然规律。"凌云说着，见患者慢慢地睁开了眼睛，就又在患者身上实施起针刺的手法来。

他这针刺手法一用，又让家属们惊慌了起来，本来患者醒来后，面色刚刚恢复过来，这一行针，马上又失去了血色，只见他面色苍白，呼吸急促，不停地咳了起来。

"快！拿痰盂来。"凌云吩咐道。

痰盂刚拿来，患者就哇的一声，呕出了不少黏痰水液。凌云继续给他运针，患者断断续续地呕吐痰水，至出针时，所呕痰水将近一痰盂。

"差不多了，寒痰积滞已基本解除，回去好好休息，两天后再来我这里看看。"凌云看患者渐渐平息了下来后，说道。

"那，他这身体……"

"他不会再咳嗽了，胃口也会打开，注意开始要吃些稀软的饮食，不要多吃，以免再伤到脾胃。"

"好的，谢谢先生！"

两天后，患者在家属的陪同下，再次登门。他自上次针刺后，就再也没有咳嗽，还少量地吃了一些饭食。凌云重又给他作了一番诊查，看他一切都趋于正常，就给他开了些调理的方药，以便他的身体早日复原。

不久之后，这个患者彻底地好了。

参考文献

清·张廷玉《明史·卷二百九十九·列传第一百八十七·凌云》

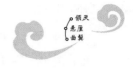

第三十九章

治吐舌兄长逊弟差补泻
疗厥死凌云开棺济活人

自凌云从道人那里习得明堂针法之后，他为人治病，无不有效。凌云为人慷慨，讲义气，视患者之苦痛如在己身。只要有患者来请，即使是风雨之夜，他也是亲赴其所，经他刺治的患者，病痛多能及时解除。每当清晨打开诊所房门时，都能看到前来就诊的患者数十人，有时多达上百人，碰到贫穷的患者还免收他们的诊金。

凌云的兄长也懂得医术，看到这么多的病患前来就诊，他就与凌云一同诊治患者，有时也会与凌云一起讨论医术。

一天，有一个壮年男子"嗯嗯啊啊"地走进了诊室，看着这患者长舌脱出，难以言语的状态，旁观的人忍不住笑了起来。

"请诸位安静，除这位病者的家属可以留在室内，其他人一律在外等候，不得喧哗。"凌云道。

房间里立刻静了下来。

"他这是……"凌云问陪同男子前来的家属。

"他原来得了一场不大不小的毛病，经过一番治疗，好得也差不多了，可就在这病后却生出一个怪症，舌头垂出口外，收不回来。"家属在旁说道。

凌云的兄长和凌云问清病情，看了看患者的面色舌色，诊完脉后，凌云的兄长开口说道："病后出现此等病况，是由于身体尚未复原，过早地耽于女色所致。"

"是这样的吗？"凌云转过脸看着患者问道。

"嗯！"患者有些不好意思地点了点头。

"舌者心之苗，肾水竭，不能制心火，病在阴虚。当取右股太阳经穴，以阳攻阴。"凌云的兄长接着说道。

"有道理。"凌云附和着。

凌云的兄长于患者右侧大腿的太阳经穴刺去，过了许久，患者吐出的长舌依然如故，凌云的兄长不知如何是好，心想，我没有扎错穴位啊？

"病在阴虚，以阳攻阴没有错，可是不该一味施用泻法，知泻不知补，你用一下补的手法试试。"凌云说。

凌云的兄长改变了手法，补了几次，就这么奇怪，患者的舌头慢慢地缩了回来。

凌云诊断明确，针灸功底之深，由此可见一斑。而更加令人称奇的，还是他开棺验"尸"，针刺救活母婴两人的事。

一天，凌云赴常熟，经过东海汤礼家，在其处落脚。早晨刚刚起床时，突然听到一阵阵凄厉的哀哭声。

"怎么回事？"凌云问道。

"是隔壁徐叔元家，想必家中有什么变故，我还是看看去。"汤礼说。

"我和你一块去吧，说不定还有用得着我的地方呢。"

于是，凌云随汤礼一道去了邻居徐叔元家。

到了徐叔元家，只见徐家人个个成了泪人，徐叔元的夫人见汤礼前来，哭得更加伤心，她一把鼻涕一把泪地说："媳妇临产，全家都等着能抱个孙子，哪知天亮前，她难产，就过去了……我的孙子！我的媳妇！"

"人现在哪里？"凌云问道。

"已入棺。人已死，就不宜久放，正准备亲属到齐后就送去火葬。"

"且慢，此事或许有转机，能否让我看个究竟？"凌云听到这里，走上前来说道。

"这位是……"徐叔元问汤礼。

"叔元，这是我朋友，归安名医凌云先生。"

"是凌云先生？！"

"是的。"

"请跟我来！"徐叔元说着，带领他俩来到棺木停放的地方。

棺木前，徐叔元对儿子说："快快开棺！"

"什么？开棺？"徐叔元的儿子以为自己听错了。

"快把棺盖掀起来！"

徐叔元的儿子听清了父亲的话，虽不明白其中的缘由，可他还是按照父亲所说的去做了。

"轰隆"一声，棺盖被掀开了。凌云将手伸入棺内，触摸产妇的前胸。

"还有热气！"凌云惊呼，在场的人都激动起来。人们屏住气，眼光紧紧地盯住凌云的双手。

凌云取出随身所带的针具，抽出针来，在产妇的身上刺下了几根针。

凌云针刺后，产妇并没能马上产生什么反应，人们紧张得都能听到自己心脏的跳动。

时间一刻一刻地过去，终于，产妇抽动了一下。

"准备接生！"凌云一边运行针体，一边吩咐道。

"快点上去！"徐叔元催促他的夫人和他的儿子上前做接生的准备。

就在徐叔元夫人褪下产妇裤子的一刹那，一个婴儿在产妇剧烈的抽动之下呱呱坠地。

"啊！是个男孩。"孩子生出来之后，产妇也从濒死的状态下苏醒，她度过了死亡的幽谷。

凌云针术神奇的传闻传到了宫廷，明孝宗听说了凌云的事迹，征召他来到北京，在圣济殿接见他。孝宗命太医院的医官搬出针灸铜人，给铜人穿上衣服让凌云试刺，凌云针刺的所到之处，无不中穴。孝宗于是授他以太医院御医之职，凌云当时已经 71 岁。过了五年，凌云卒于家中，享年 76 岁。他死时，家无余资，子孙皆传其术，海内称为"归安凌氏针法"。

参考文献

清·张廷玉《明史·卷二百九十九·列传第一百八十七·凌云》

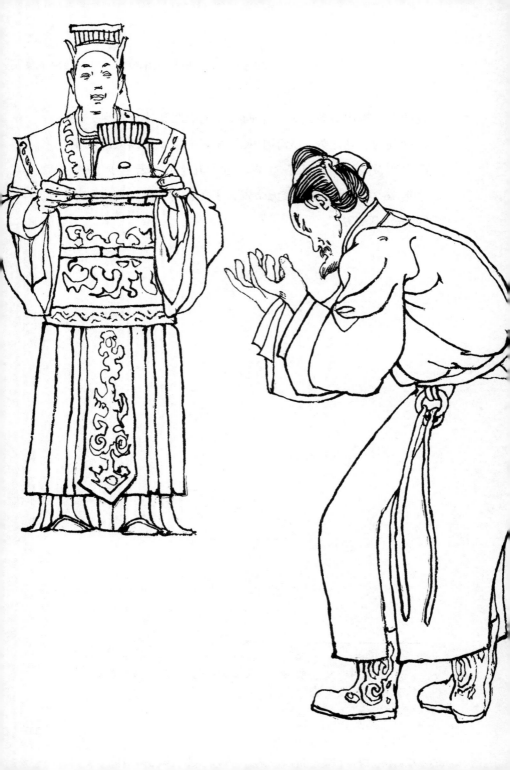

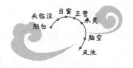

第四十章

屠寿卿鼻上生疮疾难医
薛新甫药针砭血病始瘥

明世宗嘉靖二十年（1541），薛立斋到四明（今浙江宁波），遇到旧友屠寿卿。

"立斋兄！今天是哪阵风把你吹过来了。"

"寿卿，我这次是专门到四明来访友的，到了四明，就先到你这儿来了。"

"承蒙仁兄如此关爱，不胜感谢，快请进。"

老朋友相聚，格外亲热。两人落座后，谈起各自近来的生活变化。

说话间，屠寿卿的一个怪异动作引起了薛立斋的注意。

"寿卿，你怎么说一会话，就要用手掩一下嘴，你以前可是没有这种习惯动作啊！"薛立斋问道。

"是的，近来不知怎的，门牙老是感到像是被什么击打了一样，痛不可忍。正好今天你来了，就给我瞧瞧，到底是怎么回事。"

"你把嘴巴张开让我看看!"

屠寿卿张开了嘴巴。

"牙齿没有什么事,这就怪了,把你的手拿过来,让我搭搭脉!"

屠寿卿把手伸了过来。

"不对,你的脉象洪大而弦,你将要爆发疮毒,这疮毒来势凶猛,不注意的话,随时都可能会威胁到生命。"

听薛立斋这么一说,屠寿卿被吓得脸唰地白了,急忙问道:"什么疮毒? 会发在什么地方?"

"什么疮毒还不好说,只有发出来才能知道,可能就在头面部,你可要时刻小心。"

"你不会很快就走吧! 你可要帮我过了这一关啊!"

"你千万不要慌张,我是不会丢下你不管的。不过,在病发之前,你还是要服用些清凉之剂,以防疾病来势过于凶猛。我先给你开几味药。"

"好!"

"这是清胃散的加减方,另加了白芷、银花、连翘三味药。你马上去抓药,回来就把药煎好服下。"薛立斋开好了药方交给了屠寿卿。

"多谢! 我这就去。"

屠寿卿很快取回了方药,煎服了下去,药吃下不一会儿,痛就止住了。

可是，到了晚上，屠寿卿的鼻子上窜出了一个疙瘩，果然是生疮了，牵扯得颜面也肿了起来，暗暗地发痛。

薛立斋知道后，赶紧用前面的药方加上犀角让屠寿卿服下，但还是没有能够止住病势，疮肿渐至两颊，口臭得也很厉害，脉象越发洪大，恶寒发热的症状也表现出来了。

"毒疮发展到如此境地，单独用一般的解毒清热药，药力已不能及了。"薛立斋对屠寿卿说。

"那，那该怎么办？"屠寿卿快要吓蒙了，结结巴巴地说。

"还有一个办法，就是用针刺的办法，针刺患处放出血来。"

"放血？"

"是的，放血，目前来看，这是唯一的办法了，如果你不愿意放血，那后果是极其严重的，你看如何？"

"那，那就快给我放血吧！"

薛立斋取出锋针，对着屠寿卿的患处快速针去，刺后稍加晃动，然后拔出针来，瞬间，紫血顺着针孔流了出来。

为屠寿卿泻血后，薛立斋又配了些犀角之类的清热解毒药物让他服下。

可是，过了一天，屠寿卿的肿痛更加厉害，他流着眼泪，声音低微，哭丧着脸说道："这唯一的办法也用过了，我这下可完了，没救了。"

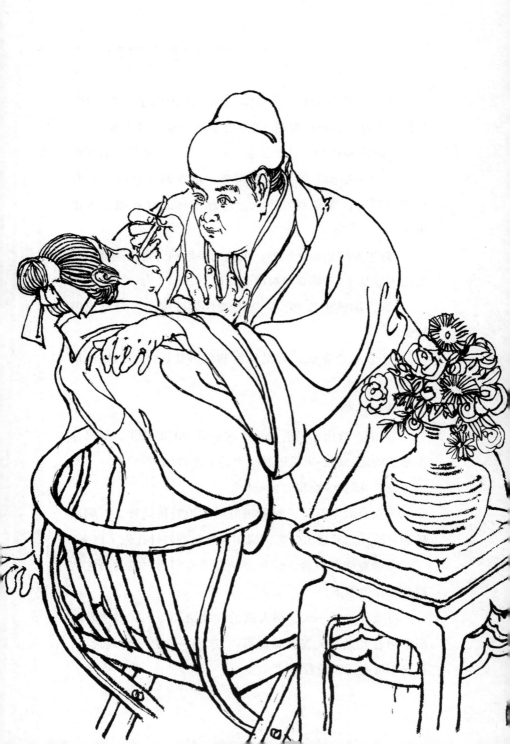

　　薛立斋说："唯一的办法只用了一次，你怎么就知道没用呢？神仙也难说一次就立竿见影。来！我再给你泻一泻。"

　　薛立斋又针刺了患处，外加唇上，并对屠寿卿说："张开你的嘴巴！再大些！"

　　屠寿卿张大了嘴巴，薛立斋瞅准口内赤脉，一针刺下，放出毒血后，对屠寿卿说："这下你会感到轻松些，你接着服用前天我开给你的方药。"

　　屠寿卿续服了几剂药后，果然肿痛消了下去。

　　薛立斋，名己，字新甫，明代吴县（今江苏苏州）人，立斋是他的号。他出身世医家庭，父亲薛铠就是当时的名医，任职太医院。他承续父业，闻名于那个时代，曾先后任御医及太医院使，通达内外妇儿各科，尤其精于疡科。他医书撰著非常丰富，遍及各科，皆被收入《薛氏医案二十四种》中。他在外科中所用的针灸，采自汪机的方法。在疾病发生突变时，他都能稳住心态，巧于应变。

　　薛立斋为屠寿卿治疗鼻疮一案，记录在陈自明《外科精要》的薛己校注本里。陈自明的《外科精要》成书于宋景定四年（1263）癸亥的初秋，被外科专家尊奉为外科的准则与典范。薛立斋校注了该书，并于原书的论述后，附上按语和治验。

　　薛立斋说过，陈自明的《外科精要》，虽以疡外科命名其书，但是，其中的治疗包含着内治、外治等不同的方法，如发汗、泄泻、灸法的论述，发《内经》的微言要旨，阐释了很多先前所没有讲到的问题，从而传扬万世。

参考文献

清·张廷玉《明史·艺文志》、宋·陈自明《外科精要》薛己（明）校注本、明·江瓘《名医类案》

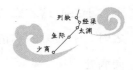

第四十一章

薛新甫灵巧应变治喉痹
少儿男慕名求医针疥疮

　　一天，于县尹患喉痹，肿痛寒热不已，求治于薛立斋。

　　薛立斋为其诊断之后，说道："此乃手少阴、足少阴两经为病，心火、相火互动为虐，其症最恶，唯有刺其肿痛的患处，使其出血才能防止恶化。"

　　"下针？张口刺喉咙？不不！"于县尹听说要刺喉，连连摆手，他太怕针了。

　　"不针的话恐怕于病不利，千万不能因噎废食啊！"

　　"那……先用点药再说。"

　　"哎！真没办法。这样吧，我先给您用凉膈散调治一下，如何？"

　　"好吧。"

　　薛立斋调好了凉膈散，给于县尹灌下，岂料此时，于县尹咽部紧锁，所饮之药液复从鼻孔中反流出来，情急之下，于县尹这才愿意接受针刺。待薛立斋取出针来，欲刺之时，于县尹的病情已急速变化，牙关紧闭，根本无法刺向病处。

"怎么办？病情急转直下，若不迅速处理好，患者将不可救药。"薛立斋在紧急之时，却格外地清醒，他将所持之针，转而刺向于县尹的两手少商穴，刺后以手压挤，排出黑血，县尹的嘴巴张了开来。

薛立斋趁于县尹张口之机，迅疾将针刺向喉部痈肿处。于县尹顿时感到口中咸咸的。

"把口水吐出来！"薛立斋说。

"哇！都是血水。"

"感觉怎么样？"

"喉咙好像是松了些。"

"好！把这剩下的凉膈散药液再喝下去！"

"这……"于县尹担心药液还是下不去。

"不要紧！您尽管喝好了。"

于县尹喝下了凉膈散，药液顺利地下去了，没有反流。薛立斋又以金锁匙为其吹喉，肿痛顿时消减。

"还怕针吗？"薛立斋见于县尹病情好转，打趣道。

"哎！惭愧，惭愧。"

而后，薛立斋又续以人参败毒散加芩、连、玄参、牛蒡数剂，令于县尹煎服，于县尹连服四天之后，全身的症状都消失了。

某年夏日的一天，一个 16 岁的少年，和父亲一起来找薛立斋。

"孩子怎么了？"薛立斋问道。

"他浑身生疥疮，尤其是两条腿，发得特多。"孩子的父亲回答道。

薛立斋撩起孩子的衣服看了看，疥色呈暗红色，疥发之处有明显的抓挠痕迹。

"请你们说一说孩子的发病情况。"

"入夏以来，他就感到口渴，不停地要喝水，我们才发现他口唇干燥，有些发烧。同时，看到他不停地在身上抓挠，这才发现他生了疥疮，痒得很，到了夜里静下来的时候就更加厉害。后来腿上又生了疮，我们感到不能再等下去了，于是，就到您这里来求治。"

"过来坐下，让我给你把脉。"

孩子走了过来，坐在案台旁，把手放到了脉诊袋上。

"有痰吗？"薛立斋看了看孩子的舌苔，同时将食、中、环三指压在孩子的腕后脉口上，问道。

"是有不少痰，以前是很少有痰的。"孩子的父亲替孩子答道。

薛立斋摸了一会儿脉后，说："其脉洪数，与口渴发烧唇燥相应。"又说："疥是肾疳也，疮是骨疽也，皆为肾虚之症。"

"衣服脱掉，把裤子撩起来。"薛立斋吩咐道。

薛立斋为孩子扎针，针到患处，就有脓液涌出。

　　"哇，这么难闻。"脓液的腥臭味，连孩子自己都忍不住叫了起来，连他父亲都有点不好意思了。

　　"这病就是这样。"薛立斋说，"火旺之际，必患瘰疾，你们可要当心啊！有情况及时通报。"

　　"是！"孩子的父亲应后，接着问道："那疥疮什么时候痊愈呢？"

　　"疥疮治好的标准就是瘙痒症状消失，红斑丘疹消退，疥疮疤痕不痒不发红或完全消失。但是，疥疮疤痕消退得比较慢，要想好得快，尽量不要去抓挠。另外，我再给你们开点六味地黄、十全大补，滋补一下身体，促使疥疮早点消退掉。"

　　病家回去后，遵从薛立斋的医嘱用药，不到二十天，疮疥症愈，而疥消的同时，正如薛氏所言，瘰疾的症状显现了出来。薛立斋仍用前药调理而愈。

　　第二年的春天，这家人又来了。

　　"这一年来孩子的身体怎么样？"薛立斋问道。

　　"去年在您这里看病，病愈后，我们就给孩子准备婚事，冬天孩子娶妻完婚。哪晓得到了春天，他旧病复发，我们做父母的看到他身体一天天地消瘦，非常担忧，就叫他与新媳妇分开，单独就寝。"

　　"冬不藏精，春必病温。虚痨之病刚愈，这房事之劳，怎能不使这虚痨之疾乘虚而入呢！慎之慎之，千万不可掉以轻心。"

　　薛立斋嘱其不可轻视，仍给以地黄丸服之，疗养一年才得以痊愈。

　　薛立斋治疗疮疡类疾患，配合针灸，颇具特色。

参考文献

　　明·薛己《疬疡机要》、清·魏之琇《续名医类案》

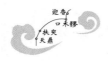

第四十二章

何鹤松心妒忌挑拨离间
杨继洲胸坦荡情系大成

　　嘉靖四十年（1561）辛酉岁，夏中贵患瘫，抬不起脚，他卧病在床，医生何鹤松为他治疗，久久没有起色。

　　何鹤松诊治夏中贵，没有看到好转的迹象，也不好好想想，是不是自己诊断上出了问题，还是治疗方法上有什么不妥。

　　要知道，再有能耐的医生，也不是万能的，有所长，也有其不足。如名医许叔微治妇人伤寒热入血室，非针莫愈，但他不善针，请针家刺期门穴而愈。也有的医生，遇到棘手之病，觉得自己的医技难以彻底祛除疾病，就主动地让病家另请高明，这样做是对患者的负责。比如徐东皋给王念颐治咽喉之疾，其病根在肺膈，药饵难达，宜用针刺。徐东皋感到自己针技不行，就推荐给杨继洲治疗，杨继洲取膻中、气海、三里针刺后，又灸了数十壮，治愈了

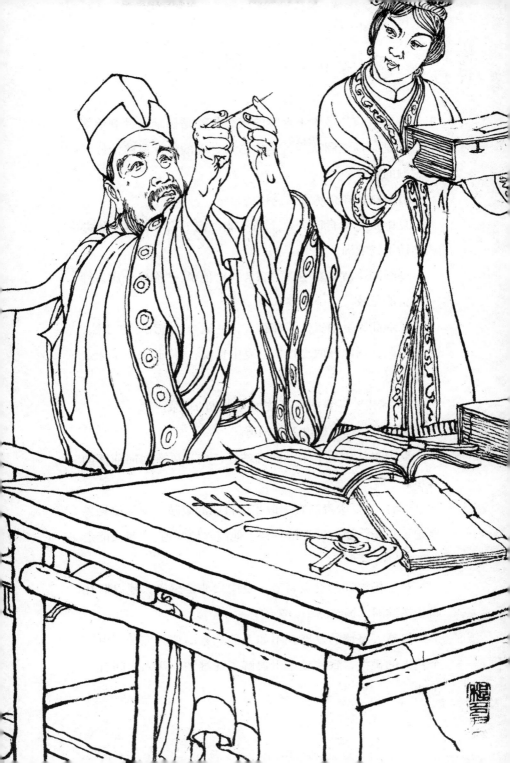

王念颐的喉疾。虽说王念颐的疾患最终是杨继洲针刺治好的，但是，杨继洲认为，是徐东皋合理的治疗思路治好了王念颐的病。

可何鹤松却全然没有这样的自觉。

夏中贵觉得自己的这个病不能再拖下去了，这才想办法约请了杨继洲。

杨继洲摸清了夏中贵的病情，对他说："你这个病，针一针就能见效。"

杨继洲为夏中贵针了环跳穴，并适当地施用了些手法，过不多久，杨继洲取出针，对夏中贵说："你起来，下床走走看！"

"下床走？"夏中贵不敢相信自己的耳朵。

"你试试看。"杨继洲鼓励道。

夏中贵从床上下来，两脚站好，小心翼翼地向前挪动脚步。

"啊！"夏中贵简直不敢相信自己的眼睛，他摇摇晃晃地走了几步，腿也没觉得打软。他高兴地叫道："我又能走路了！"

对于杨继洲的针灸奇效，夏中贵非常感激，他以厚礼赠予杨继洲，杨继洲一一笑纳。

但是，事情的发展并不如人们想象的那么完美，由于个别人的挑拨，致使夏中贵误解了杨继洲，两人之间有了过节。

矛盾产生的主要根源，还是在何鹤松的身上。

何鹤松听说夏中贵请杨继洲前来会诊，心里就不舒服，听说杨继洲看后说针一针能够见效，更是气不打一处来，心想，你杨继洲断了我的财路不说，还要毁坏我的名声。自此，何鹤松就恨上了杨继洲。

几年以后，夏中贵瘫痪复发，再一次请杨继洲诊治。可此时，杨继洲人在太医院，身不由己，无暇前往夏中贵寓所。

"怎么样？杨继洲不敢来了吧！上次经过了我的一番治疗，打下了基础，他倒好，容易治疗的时候，来你这儿沽名钓誉捞好处。这次呢？病情复发，他也觉得治疗起来不是那么简单，没好处捞了，就不愿意来了。"何鹤松得知杨继洲没能来夏中贵处诊视，就溜到夏中贵家，乘机抹黑杨继洲。

"他，他是那样的人吗？"夏中贵不太相信何鹤松的话。

"你等着看，他就是那样的人。"何鹤松说。

过了一些天，何鹤松见杨继洲还是没来，就愈发频繁地往来夏中贵家，夏中贵见不到杨继洲，只得求医于何鹤松，时间长了，与何鹤松的接触多了，他渐渐地相信了何鹤松挑拨离间的话语。

此后，这个曾经受益于杨继洲的患者，对杨继洲是怨恨有加。

"哎！难道同行就是冤家对头吗？想当初扁鹊就是被秦医令害死的，只不过因为扁鹊医术比他强，使他嫉妒而已。"杨继洲后来遭到了夏中贵的冷遇，并且了解了一些内情，不由得无限感慨，"这种现象几百年来一直不断，真令人扼腕感伤啊！"

不过，他并没有把这件事太放在心上，他心中坦荡，要做的事情很多，他的后半生最为惦念的就是出版一部既能彰显杨氏家族针灸特色，又能集针家之大成的针灸专著。而这个心愿，因为一次偶然的机会获得了有力的支持。

一次，山西监察御史赵文炳患了痿痹之疾，多方诊治，屡屡不效，邀杨继洲去山西诊治，杨继洲仅仅针刺了三针就痊愈了，赵文炳十分高兴，有心报答他。

赵文炳对杨继洲说："杨太医练就如此高超的针灸绝技，可有什么秘诀？"

杨继洲说："我祖父杨益曾任过太医院太医，家中珍藏着各种古医籍抄本，尤其是我们杨家的《卫生针灸玄机秘要》，其中记载了很多不为人知的治疗手法。这是我重新编撰的三卷本。"说着，杨继洲将他的《卫生针灸玄机秘要》拿了出来。

赵文炳接过来，翻开前面几页。

"哦，吏部尚书王国光写的序文？"

"是的。"

赵文炳继续看了下去。

"很好，杨氏针法，确实有它独特的风格。"

"是的，经过这些年的临床实践，心得颇丰，我想把自己这些年的针灸临床验案、针灸体会也放进去。"

"那就更有价值了。"

"不过，我觉得，这本书缺少历代针灸经典的内容，如果将这部分加进来，就相当完善了。可是，这样下来，篇幅未免太大。"

"没关系，针灸就缺少这样的巨著。"

"可是，这种规模的图书，还配有大量的插图，可不好做啊。二来，我也没有……"杨继洲说到这里，欲言又止。

"我知道你想出一部既能突出你们家传针灸特色，又能集历代针灸经典之大成的针灸专著。我也明白你的难处，好在我监察的辖区山西界内，有国内最大的出版印刷中心，有优秀的编辑家、出版家，我会委托他们来做这本书。至于你最关心的经费问题，我会给予支持的，确保这本书付梓出版。"

听到这里，杨继洲已被感动得热泪盈眶，他对着赵文炳拜了又拜，道："多谢御史！"

"太医不必客气，大作出版，我还将为你作序，以感谢你为我治愈痿痹顽疾。"

资助杨继洲的，并非赵文炳一个人，万历八年（1580）

庚辰岁，杨继洲曾三下扬州，其中有一次，杨继洲在扬州
拜会了黄缙庵。黄缙庵是杨继洲昔日在京的好友。

好友相见，两人谈及各自家中的情况，黄缙庵说道：
"三子患有面疾，已经几年了，也不见好转，我们全家都
为此忧虑。昨天烧香，抽得一签，上面说：'兀兀尘埃久
待时，幽窗寂寞有谁知，运逢宝剑人相顾，利遂名成总有
期。'识签的人解释说：'宝者珍贵之物，剑者锋利之物，
必逢珍贵之人，可愈。'哪知今天与君相会，知济时公善
针，我儿有希望了。"

"数年的面疾，治疗起来是有些难度，让我针针看吧。"
杨继洲说。

杨继洲仔细地诊察黄缙庵三子的症情，选择了巨髎、
合谷等穴予以针刺，同时，灸足三里穴，以顾护正气。按
照这种方法进行针灸调理，没过多久，黄缙庵三子的面部
疾患就被治好了。

当时，正值工匠们为杨继洲雕版刻字制图时期，黄缙
庵得知杨继洲需要大量的经费支付给工匠，就慷慨解囊，
缓解了杨继洲资金短缺的困境。

《针灸大成》一书，在杨继洲本人的努力与朋友的鼎力
相助下，终于面世了。已发现的最早刊本的发行时间为万
历二十九年，即公元 1601 年辛丑岁。

《针灸大成》成为内容最为丰富、资料最为翔实、流传

广泛、影响深远的一本针灸学专著。

《针灸大成》一书，突出体现了杨氏家族的针灸特色。

杨继洲创立了十二字分次第手法，即爪切、指持、口温、进针、指循、爪摄、针退、针搓、针捻、针留、针摇及针拔十二法。杨继洲以自己的经验，结合《内经》和《难经》以及高武等医家的有关学说，创立十二字口诀，用歌诀体裁说明其操作要点与作用，并总括成简明易记的《十二歌》：

> 针法玄机口诀多，
>
> 手法虽多亦不过，
>
> 切穴持针温口内，
>
> 进针循摄退针搓，
>
> 指捻泻气针留豆，
>
> 摇令穴大拔如梭，
>
> 医师穴法叮咛说，
>
> 记此便为十二歌。

上述十二法，除了口温一法需要改进，其余的各种方法迄今仍然有参考价值。清代官方医学教科书《医宗金鉴·刺灸心法要诀》中的"行针次第手法歌"基本上参考杨继洲的"十二法"。

杨继洲十分重视实践并不断总结经验，他把十二字分次第手法及窦汉卿的手指补泻十四法归纳为：揣、爪、搓、弹、循、摇、扪、捻，称为"下手八法"，这些手法相沿至清，亦为近代所习用。

杨继洲提出补泻分"大补大泻"和"平补平泻"。他在《经络迎随设为问答》"刺有大小"一节里写道："有平补平泻，谓其阴阳不平而后平也，但得内外之气调则已"，"有大补大泻，惟其阴阳俱有盛衰……必使经气内外相通，上下相接，盛气乃衰"。他提到，任何补泻手法，它的操作都应根据刺激量的大小而区别其轻重，使针刺手法的理论达到比较成熟的阶段。

关于针刺补泻手法，除了常规的方法，杨继洲还详细地介绍了补针与泻针要法，进火法和进水法等较为复杂的复式补泻手法。

杨继洲不仅介绍了家传针法，还丰富了选穴配穴方法，发展了透穴针法，他重视选用经验效穴与奇穴，拓展了井穴的主治范围。

杨继洲强调"针灸药不可缺一"。他指出针灸药物各有所长，不可互相取代，用针药对比说明针灸疗法的优越性。还从古籍中举出事例说明针灸不可废弃，并且说明了针灸衰落的原因不是针灸本身的缺陷，而是从医的人没有掌握好针法灸法的应用，师徒相授也没能将其要道传承下来。

《针灸大成》是继《针灸甲乙经》后，对针灸学的又一次重要总结。《针灸大成》的问世，标志着中国古代针灸学已经发展到了相当成熟的阶段，后人在研究论述针灸学时，大多将《针灸大成》作为最重要的参考书，这与该书的学术成就、历史地位以及它对针灸学的发展所做出的巨大贡献是分不开的。

参考文献
明·杨继洲《针灸大成》、日·丹波元胤《中国医籍考》

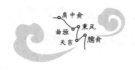

第四十三章

会泉妾发怪病半月难食
杨济时避人神针后起效

隆庆五年（1571）辛未，武进王会泉的爱妾，患上了怪异的毛病，她双眼紧闭，整个人气息奄奄，每天只能食一点米汁，这样的病情让人焦虑。

王会泉先后找来了好几位医生上门为爱妾看病，可是，这些医生看过后，都摇摇头，叹息着说："她的这个病没有办法治。"

"什么？没办法治？"

"晚了，怎么不早点看呢？"

"刚发病就找医生看了，一点工夫都没有耽误过。"

"可现在她就是没办法服药了，我们也无能为力啊！"

王会泉听了焦急万分，他家境殷实，不在乎钱物，可是，再有钱，找不到有能力为爱妾治病的人又有什么用呢？

好在他和这几个医生的关系不错，就对他们道："你们好好帮我想想，看能不能找到一个有办法给我这妾室治病的医生。"

"好，我们留意着，一旦有消息就通知你。"

半个月过后，这几个医生来了，和他们一起来的还有杨继洲。

"这不是……"看到杨继洲，王会泉愁云密布的脸上马上露出了笑容。

"是杨太医，他大多待在京城，我们也没想到这两天能碰上他，见到他我们就和他约好，今天到你这里来会会诊。"

一阵寒暄过后，众医生转向杨继洲，说道："济时君，你看，患者不吃不喝已经半个多月了，像这样眼睛一直闭着，也有很长时间了。"

"我们几个都给她看过，只是没办法给她治疗。"

"这下就看你的了，这种病也只有靠针灸了。"

先前，他们都给这位妾室看过，都是因服药不进而无法治疗。

"让我先给她诊诊脉，看看能不能给她做治疗。"杨继洲走上前来，为患者诊脉。

不一会儿，杨继洲转过脸来，众人的目光齐刷刷地盯住了他，问道："怎么样？"

"六脉似有似无。"

"可以用针吗？"

"可以用针。"杨继洲点点头，之后问道："诸位，今天的皇历是……"

有人掐指算了算，确定了当天的干支，告诉了杨继洲。

"唉！"杨继洲一声叹息。

"怎么了？"医生们有些奇怪。

"几个好用的穴位，正值今时的人神。《黄帝虾蟆经》上说，神所藏行，不可犯伤。"

人神，是古代针灸宜忌的一种说法，意指人神按时巡行人体各部，其所在的部位，忌用针灸。

"那可怎么办？"

"唉！这规矩是人定下来的，是为了更好地选取穴位，提高疗效，避免意外现象的发生。但患者现在的情况是不能再耽搁了，必须想办法把她唤醒，我们得想一个变通的办法出来。"

"那该怎么办？"

"手臂上的一对穴位可以试一试。"说着，杨继洲取出针来，在这个妇人的内关穴上刺下。

杨继洲在内关穴上施行了少许的手法，运针后没有多久，患者就睁开了双眼。

"看看！还是杨太医的本领大。"

"就是，今天的人神也没能影响他发挥针技。"

王会泉见爱妾的嘴唇在微微地蠕动着，就转过身来，吩咐下人："快去拿些稀粥来！"

下人端来米粥，给患者喂食，那妇人竟然吃了下去。家人见她胃口已开，就又给她喂了些牛乳。

又过了一会儿，妇人坐了起来，像没有发过病似的。

杨继洲仅用了两针，就治好了妇人的这个怪病，在场的医生都感到惊奇，他们好奇地问道："妇人得的是什么病？"

杨继洲笑了笑，说："妇人实为气怒所伤。"

"气怒所伤，还请您详细说来。"

"《内经》上说，天地之气，恒常则安，异变则病，恒常为六气，异变则为六淫之邪。六淫之邪克于外，为人们发病的外因，而七情所伤则是发病的内在因素。当情志交战于人的机体之中时，圣人就能够把握好内在的七情，如持至宝，而不至于太过或者不足，庸人则没有能力把握住内在的七情，他们在七情上无所节制，使平和之气受到侵扰，而导致疾病发生。这就是黄帝与岐伯所论的，诸痛皆生于气，百病皆生于气……"

参考文献

明·杨继洲《针灸大成》

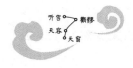

第四十四章

锦衣针痫症健脾化痰浊
继洲刺鬼穴安神除秽祟

万历五年（1577）丁丑的夏天，张少泉的媳妇突发癫痫。

张少泉是宫中的锦衣卫，与太医杨继洲相熟。这次媳妇发病，他又将杨继洲请了过来。

"太医，你看我媳妇这个样子，她头目晕眩，眼睛昏花。"张少泉领着杨继洲走进内室后，对杨继洲说。

杨继洲看到床上的妇人，手足牵引，不时地抽动，喉中发出异样的叫声。

"又发病了，她这病有多少年了？"杨继洲曾给她治疗过。

"二十多年了。"

"这么长时间啊，也真够你们烦心的，之前都怎么治过？"

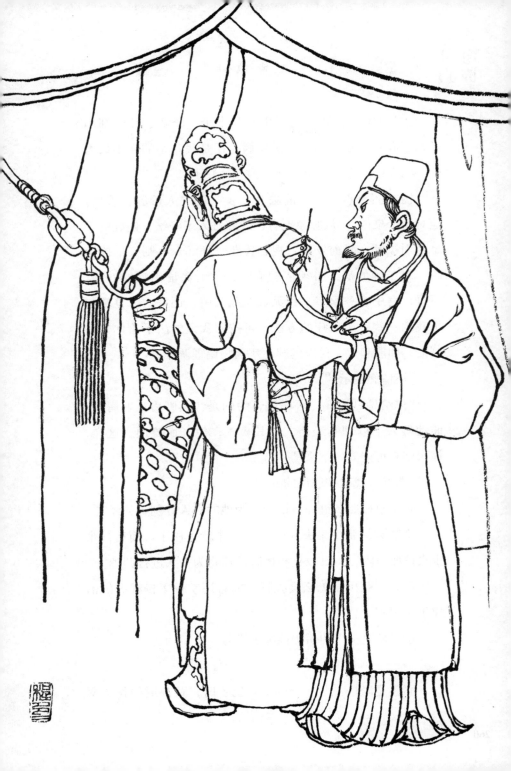

"二十年来，请过的医生有几十个，汤药、针灸都用过，没有一个见效的。上次发病，还是我和她的兄弟蔡秀山一同来请的您，您给她针了内关就好了。

杨继洲点点头，上前去为张少泉的夫人诊脉，诊后，他对张少泉说："从脉象上看，病邪进入了经络，使她的手足牵引徐动，眼前发黑，视物昏花，病邪入心则会抽搐惊叫。对于她的病，必须依理取穴，才能保证治疗的效果。不过，宫中事务繁多，我无暇在此久留，还好，你也掌握了我的一些针刺治疗的方法，可按照我说的法子给你夫人刺治，如能起效，再以健脾化痰药物调理调理。"

"还请您明示。"

"你给她针取鸠尾、中脘，为的是快其脾胃；取肩髃、曲池等穴，以理其经络，疏其痰气，使气血流通。这样，惊痫就有可能安定下来。"

"那好，我就按您说的办。"

张少泉按照杨继洲所说的，为他的夫人针刺有关经穴。

第二天，张少泉夫人的痫症发作就止住了。而后，张少泉按照吩咐，每日以化痰健脾的药物为夫人进行调理。

那么，张少泉怎么会扎针，而且还掌握了杨继洲的治疗手法呢？

这要从张少泉的岳丈蔡都尉说起。

那还是隆庆三年（1569）己巳岁时，蔡都尉的长子蔡碧川患痰火，服了好些药都没能见效。后来，由知县钱诚斋举荐，杨继洲去为他诊治，在针刺了他的肺俞等穴之后，蔡碧川的痰火就好了。

后来蔡都尉的女儿患风痫，非常危急，蔡都尉的女婿，也就是张少泉，与蔡都尉的儿子蔡秀山邀杨继洲前往救治。杨继洲针刺患者的内关穴，使蔡都尉的女儿得以苏醒。

为了感谢杨继洲，蔡都尉赠以厚礼，杨继洲却固辞不受。蔡都尉便将女儿许配给杨继洲的儿子杨承祯。

杨继洲与蔡都尉成了亲家，为了使蔡家女儿少受风痫的折磨，蔡都尉的女婿张少泉决定读些医书，杨继洲也教了他一些针灸技能。

杨继洲治疗神志病自有绝招，而碰到邪秽怪病，他也能灵活地予以应对。

万历三年（1575）乙亥岁，通州李户侯的夫人患怪病，胡言乱语，声音怪诞，时而话语怪异，使人啼笑皆非；时而冒出惊怵之语，令人毛骨悚然。

李户侯的夫人怎么啦？原来，与张少泉夫人的癫痫不同，她的病是由于平时心境不爽，长期郁积在心，久而迸发而成。

"杨太医，你看我这夫人，平时吃穿不愁，又有使唤佣人，从来没有亏待过她，她还能患上这种怪毛病，真是，不知哪辈子欠她的。"

"李户侯，话可不能这么说，生活的如意与否，并不是仅与物质生活有关，她的内心你注意过吗？冰冻三尺，非一日之寒，像她这样的病，都是长期压抑的结果。"

"这么说，我好像是有些责任，今后自当注意。可是，现在这种情况，该怎么办才好？"

"不必忧虑，我自有办法。"

说着，两人走到了李户侯夫人的床前。

李户侯的夫人躺在床上喃喃自语，见李户侯走近，突然提高了嗓门，兴奋起来，说话的腔调犹似男声。她怪里怪气地说道："喔喔！你们还不快点向我跪拜。"

"唉！你看她那个样子。"李户侯见夫人这样，一声叹息，无奈地摇了摇头。

而杨继洲却在这时，取出针来，以孙真人治邪十三针之法，针刺李夫人身上的相应穴位。

通过一番手法的运作之后，杨继洲问道："再说一遍，你是何方妖孽，何时为害。"

对方胡言乱语地回答了一番。

杨继洲吼道："快快离去！"

话毕，李夫人没了言语，她闭上双眼，瘫软在床上。

过了一会儿，李夫人醒了。杨继洲和李户侯与她对话，一切恢复正常，她言语如同往常，精神复归于常态。

孙真人十三针，是古代用来治疗癫狂等神志病症的十三个经验效穴，古人认为此等病症是由于鬼邪作祟，就以"鬼"为名，称为十三鬼穴，其实，这些穴位，都是身体相当敏感的部位。十三穴的名称分别是："鬼宫"人中、"鬼信"少商、"鬼垒"隐白、"鬼心"大陵、"鬼路"间使、"鬼枕"风府、"鬼床"颊车、"鬼市"承浆、"鬼窟"劳宫、"鬼堂"上星、"鬼臣"曲池、"鬼封"舌下中缝；另外，还有"鬼藏"，是男女有别的两个穴位，在会阴区，男子为会阴穴，当阴囊根部与肛门连线的中点，女子为玉门头，当阴蒂头处。

参考文献

明·杨继洲《针灸大成》

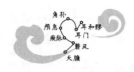

第四十五章

许工部两腿受风难忍耐
杨太医针刺除痛解忧愁

"哎哟！咋这么个痛法，就没个停。"

万历八年（1580）的夏天，工部郎许鸿宇两腿受风疼痛，这一疼就是一个多月，不管是白天还是黑夜，他都疼得没法下地，就这样卧床卧了一个多月。

许鸿宇是朝廷官员，太医院也不缺少名医，而且两腿受风也不是多么要紧的病。

可就这么个小病却怎么也看不好，医生请了不少，偏偏就止不住他的痛，把他给愁死了。

一天，一个供职于宝源局、管理钱币铸造的官员王公，前来看望他的上司。

"大人，我看您喝了这么多的苦水，至今也没有看到多少好转的迹象，您何不改用针灸试一试。"王公对许鸿宇说。

"针灸？你看我这两条腿，从大腿到脚底，没有一处不痛的，何况那细细的小针，只在身上扎下那么一点点的地方，我这整个下半身，难道靠那一两针就能治好？"

许鸿宇不相信针灸，他还想继续用药。正因为许鸿宇怀疑针灸，给他看病的一些名医，也就没有让他针灸。

王公见状道："李义河大人您知道吧？"

许鸿宇说："那我怎么能不知道，李大人官至工部尚书，是我的上司。"

"李大人六年前的事情您可知道？"

"六年前？六年前他管刑狱，在大理。有什么事？"

"六年前的秋天，李大人和大人您一样患两腿痛，虽说没有您痛得厉害，但是，他的腿已经痛了十来年，所有的药都不起作用。后来，宰相推荐杨继洲去给他治的，杨继洲一搭脉，就说，你脉滑浮，风湿入于筋骨，哪是药力所能治好，只有用针，才有可能获愈。"

"那后来呢？"

"杨继洲当即给他针了风市、阴市等穴，李大人的腿痛就再也没有发过。后来，李大人被提拔为工部尚书。"

"话虽如此，可是，我还是不明白，几根针能治好这么大范围的病。"

"这个，我不懂医，也说不清楚。这样吧，还是请杨继洲过来，让他给您说说清楚。"

"那好吧！"

杨继洲被请来了。

关于许鸿宇所不解的问题，杨继洲说："治病必求其本，得其本穴会归之处，痛可立而止。就是说，针灸取穴，虽则寥寥数针，所刺之处，往往都是经脉会聚之处，神气游行出入之场所。针刺这些地方，就能激发经气，经脉通畅，自然疼痛也就随之解除了。一旦止住疼痛，你就能练着行走。十来天的工夫，你就能像往常一样，到工部办事去了。"

许鸿宇听杨继洲说得那么中肯，就接受了杨继洲的治疗。

杨继洲给他针刺了环跳、绝骨两穴，果然像王公说的那样，疼痛随针而愈。

不到十来天的工夫，许鸿宇就感到腿上有了力量，他又能进部里办事去了。

《素问·缪刺论》上说："邪客于足少阳之络，令人留于枢中痛，髀不可举，刺枢中以毫针，寒则久留针。"意思是说，邪气侵袭足少阳的络脉，留滞于髀枢，就会造成髀枢的疼痛，髋关节不能抬举起来，要纠正这种情况，可以用毫针针刺髀枢中的环跳穴，如若是寒邪，针刺留针的时间就需要长一些。

杨继洲所说的本穴，就是枢中环跳。环跳常与绝骨配伍，有祛风湿、利腰腿、舒筋脉的作用，通治下肢诸疾。
《标幽赋》曰："悬钟、环跳，华佗刺蹩足而立行。"杨继洲
所用正是此法。

参考文献

明·杨继洲《针灸大成》

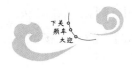

第四十六章

老监生颈项生疮出险情
陈实功针刀峻补愈顽症

在南通剑山西北的半坡上，树立着一座黑色的大理石纪念碑，碑身连同底座高 2.5 米，坐北朝南，周围松柏掩映，环境肃穆、庄严，雕饰典雅、质朴，纪念碑碑身的正面镌刻着"明代杰出外科医学家陈实功先生纪念碑"。

陈实功，明代外科学家，字毓仁，号若虚，江苏东海（今南通市）人。

陈实功幼年多病，少年时期即开始习医，师从著名文学家、医学家李沧溟。

陈实功天资聪明，读书从不死记硬背，生搬硬套，而是融会贯通，灵活运用，把自己在行医实践中取得的一些经验与古人的治病方法相互结合，总结出一套适合于大众的、切实可行的理论。他从事外科四十余载，治愈了不少疑难杂症，积累了丰富的治病经验。当时的人们，只注重

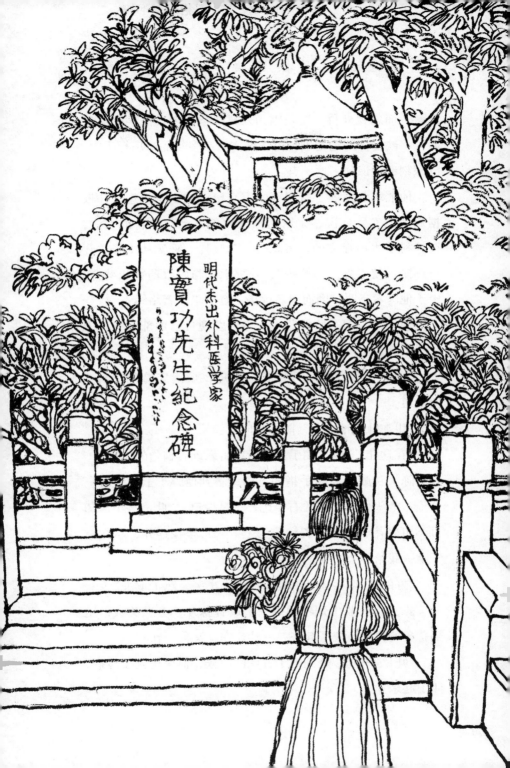

内科，而忽视外科，这是因为外科医学同内科医学相比较而言，缺少详尽的基础理论。陈实功在多年的治病行医中，已深刻地认识到了这一点。

他继承和发展了著名医学家李沧溟的学术思想，并根据病者的实际病况，采取内治或内治外治相结合的方法，在外科手术治疗方面，表现得尤为突出。陈实功主张"开户逐贼，使毒外出为第一"，外部手术与内服药物相结合。由于他医术高明，因而声名远扬，登门求医者络绎不绝。

一天，一国子监的监生，突然发现自己项部起疮，于是找到陈实功。

"先生！我这头上好像长了个疮，烦请您给我看看。"监生道。

"生在什么地方？"陈实功问。

"在这儿。"监生用手指了指项后靠近后脑勺的位置。

陈实功顺着监生手指的方向，看到他脖子上初起的一个疮，疮头偏于项后的右半边，于是说道："此疮虽小，却万不可轻待，必以艾灸治疗为上。来！坐在这儿，趴在桌子上，我给你灸一灸。"

"好的。"监生挪了挪凳子，坐在桌旁，趴了下去。

陈实功在监生颈项的疮头上放置蒜片，上燃艾绒，用隔蒜灸的方法，灸了起来，一壮灸完，又灸一壮。

"哇！好痛。"灸到第十五壮的时候，监生感到了疼痛，叫了起来。

"好了，今天就灸到这里为止。"陈实功说着，清除掉监生身上的蒜片和艾灰。

"就这样了？"监生问道。

"你等一等，我再给你开点药。"

说着，陈实功写好药方，交给这位监生，并交代了煎服的方法。

监生回去了。他并没有太看重这个病。一天下来，他摸摸项后，觉得疮头没有长起来。第二天，疮头依然没有变大，项后似乎也没有什么不舒服的感觉。

"就这么一个小疮，也没什么，我何必要这么紧张！"他放松了警惕。

但是，病症并没有依照他的意志而消失，不曾想见的事情发生了。

四天以后的早晨，他醒来就觉得脖子不舒服，他试着转转头，这头颈似乎不听使唤，转也转不过来。

他用手摸了摸脖子，"啊！怎么肿得这么厉害，怪不得转不动头。"他又用手碰了碰患处，"哇！怎么这么痛！"

他这才知道，他的疮病骤然间暴发了。

"不行，得赶快找陈实功医生去。"

这疮发得是真快，陈实功看到监生颈项上有一大圈泛紫的红肿，触摸一下，感到有些硬，就问道："痛吗？"

"哎！怪了，刚才碰它的时候还挺疼的，怎么这会儿痛得有些发木了呢？"监生有些不安。

"你坐下来，我看看你的脉象如何。"陈实功吩咐道。

监生坐到桌旁，伸出一只手放到桌上的脉枕上。

陈实功把着脉，问道："你有几天没大便了？"

监生这才想到，发病这几天，似乎真没怎么大便，怎么陈医生知道得这么清楚。他回答道："有三四天了。"

"发病这几天都没有大便。"

"是。"

"你脉实有力，热毒炽盛，应当以黄连汤加玄明粉内疏，通其大便。"

监生服药后的第二天，陈实功又让他服了消毒救苦汤两剂，可是服后，肿势依然没有减退。

陈实功看到，监生内毒外发，消法已不可控制，遂决定换用托里消毒散。

但是，病势发展到这一步，仅内服药物病情似乎并没有多大的改善。该监生肥胖，体表肌肉紧实，疮头难以腐溃。

陈实功觉得病况恐有变数，不宜再继续拖延下去，就对监生说："容我在你的疮头上扎下一针，好让毒邪从针孔处排出。"

哪知，这监生一听说要扎针，就头皮发麻，忙说："针不得！针不得！"

"还是听医生的吧！"家人劝道。

"我只吃药，不要针。"

　　家人拗不过他，陈实功无奈，也不便于强求。

　　哪知，怕针的监生回去后，病情急转直下，一发不可收拾。变症一出，就出现了烦闷昏聩的现象，以至于人事不省。

　　监生的家属急忙求助于陈实功，陈实功随他们匆匆地赶到监生的住处，见监生昏睡，不知人事，随即用铍针在项疮正中及左右划了几道，见到疮内脓腐之处，就剪割寸许顽肉，放出里面瘀积的脓毒与血液，共一碗左右。

　　陈实功用铍针为监生施行手术后，又拟就健脾胃、养气血、托脓补虚的方药，让监生服用。

　　此后，监生疮口的脓液犹如泉水一样向外流出，没有止歇。

　　陈实功看到监生的病情还是没有好转，就要求监生的家属每天早晚在给监生的饭食中放进人参 20 克左右，一直服到腐肉脱尽，新肉生出。

　　四十天后，监生才渐渐苏醒，始知人事。陈实功与监生家属问其前事，他竟然一无所知。

　　经过一段时间的调理，监生的身体一天天地好了起来，对昏睡前的记忆也逐渐地恢复了。

　　设想一下，此患者如果禁用针刀，之后又不加峻补，还能有生的希望吗？好在他的家人听从了陈实功的话，才没有铸成大错。

参考文献

明·陈实功《外科正宗》

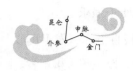

第四十七章

疯少年县城衙门得救治
韩贻丰学徒府上刺偏枯

"升——堂——！"

随着一声呼喝，众衙役步入县衙大堂，分列两旁。

在衙门正堂"明镜高悬"的牌匾下，县令升堂高坐，叫道："带上堂来！"

"威——武——"

在众衙役的吆喝声中，一个被捆绑着的少年，被押上堂来。

看着堂上面孔严肃的县令和手持杀威棒、站立两侧的衙役，少年一脸的茫然。

县令见该少年并无惧色，令衙役解去绑在少年身上的绳索，喝道："给我杖打二十棍！"

衙役们将少年按倒在地，举起廷杖对着他的屁股，噼里啪啦地打了起来。

杖毕，少年感到屁股火辣辣的疼，他转过脸来，环视周围身强力壮的衙役和这森严的衙门大堂，突然惊恐地叫了起来："你们为什么要打我！"

惊叫挣扎之际，他看见了他的父亲和兄长就在一旁，原来他是被他的父兄捆绑着，押送到这里来的。

是什么原因导致这个少年被他的父兄亲自押送于此呢？

少年并没有犯罪，而是因为病发疯狂，神志不清，狂躁毁物，其父兄唯恐伤及亲朋邻里，不得已才把他捆绑上，送到这里来的。

少年既然没有犯罪，又何必要把他押到县城衙门里来呢？

要知道，这县太爷可不是一般的人，他叫韩贻丰，字苣斋。浙江慈溪人。为康熙四十二年（1703）进士。工诗文，善书法，旁通医学，尤长于针灸。政务之余，不忘施展他的医术，治病救人。由于他的医术高明，这里的百姓有些怪病之类的，也都请他诊治。

少年风狂，百治不效，他的父亲没有办法，只好求助于韩县令。少年来时，神志模糊，韩贻丰为他针百会等穴二十一针，针后，少年似无醒来之象，韩贻丰故而设此升堂审判之情景，试图以此来唤醒他。

"怎么样？"韩贻丰走到少年的跟前，捻动还留在他头上的几根针。

"哇！好痛。"显然，少年的意识恢复了。

"看看那边，那两个人你认识吗？"韩贻丰转过脸，用手指了指。

"嗯！"少年点了点头。

"你知道你今天都做了些什么？"少年的父亲问他。

"不，不知道。"少年浑然不知风狂发作时的任何事情。

"好了，不说这些了。"韩贻丰给少年起完针，向衙役们挥了挥手，说："你们都退下吧！"

衙役们走后，少年的父亲扶起少年，对他说："你这些天犯病，自己一无所知，多少人都没能治好你的病，幸亏韩大人，不然的话，还不知要到何时呢？还不快点拜谢韩大人！"

说罢，父子三人一起跪了下来，"感谢大人恩典！"

"不必客气。"韩贻丰急忙迎了上来，说："百姓平安了，我这做官的日子也好过些，孩子的病已经把你们折磨得够厉害的了，快请起来，回去好好地调养一番。"

韩贻丰针刺疗病有个特点，就是针刺的针数大多为二十一针，如果不是二十一针，也是七针，或十四针，总之，是七或七的倍数，为什么是这样的数字，尚不得而知，或许是为了特立独行，形成自己的风格。

孔学使尚先，是个主管教育的官员，患半身不遂，迈不开步子，说起话来结结巴巴的，含糊不清，还上气不接下气的样子。韩贻丰就为他针环跳、风市、足三里等，共计二十一针。针后，孔尚先就能自己下床，不需要别人搀扶，独自来回走动。韩贻丰觉得他的气血已经恢复通畅，筋脉也得到了舒展，不太可能再出现反复，唯有言语发声，还是有些迟钝，不太清楚。第二天，韩贻丰又为他针天突、膻中等穴，共十四针，针后，孔尚先的吐字发音顿时清清琅琅。

至于半身不遂之先兆，韩贻丰治起来更是得心应手。大司农穆和伦左手麻木，手指不能伸屈，请韩贻丰治疗，韩贻丰只用了七根针，就使穆和伦麻木不利的手指伸屈自如。两个月后，穆和伦复患腿疾，病情较重，不拄拐杖就无法行走，穆和伦无奈，只得请辞休养。韩贻丰得知后，赶到穆大司农处，针环跳、风市、足三里等穴共二十一针，几次针刺下来，病情就好了一大半，没多久，穆和伦又能上任工作了。

韩贻丰还特别喜欢用"雷火针"治病，并对之加以改进而成"太乙神针"，太乙神针在治疗与保健方面多有效验。韩贻丰自述这种方法传自于武林吴山道院紫霞洞天的一位无名道人。此种方法虽名为针，其实是以药物施灸。韩贻丰后来又于崆峒山获得无名道人所传《铜人穴道图》十四幅，随后在康熙五十六年（1717）撰写成《太乙神针心法》二卷，从而使太乙神针得到推广与传播。

***

参考文献

清·魏之琇《续名医类案》

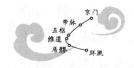

第四十八章

徐元正病偏风险失良机
韩大人针定数彰显效应

司空徐元正，满面浮肿，口角流涎不止，口齿含糊说不出话来，两条腿沉重得难以迈步，经韩贻丰诊断后，确认为中风。

"来！点上蜡烛。"韩贻丰为徐元正把脉后说。

家人将烛火点好，拿了过来。

韩贻丰从包里抽出针，举手欲在徐元正的顶门处施针。

"这，这……啊！"徐元正请韩贻丰诊病，只想到内服汤药，哪想到韩贻丰会拿出针来要向自己身上扎，看到寒光闪闪的针具，他不禁惊叫了起来。

徐元正的儿子看到父亲害怕，就道："一定要用针灸治疗吗？"

"不用害怕，这针是毫针，就这么细，我下针速度再快点，不会有多大的疼痛感觉。再说，这种病只有针灸见效快，耽误不得。"韩贻丰凭着自己丰富的针灸治疗经验，坚持要为徐司空施针。

"我……不，不！"徐元正摇摇头。

家人见徐元正这么怕针，请求道："他不愿针灸，就给他开些药吧！"

"这种病，服药不会有多大的作用，非得用针灸治疗不可。"韩贻丰说。

"爹！大夫说了，您的病非得针灸治疗，吃药是不会好的。"徐元正的儿子也在一旁劝说。

可司空徐元正还是不停地摇头，执意不愿针灸。

"那，就这样吧！"见父亲这个样子，儿子只好婉言谢绝了韩贻丰的治疗。

"不治了？"韩贻丰问道。

"不是不治，是他确实害怕针灸。"

"那我走了，你们再好好想想，什么时候需要我的活，再通知我。"

"好吧！"

韩贻丰十分遗憾地离开了，临出门，感慨地说了句："哎！郭玉之言不虚，给这些人看病有四难啊！"

不少疾病不是因为不能治疗，而是因为有不少好的治疗时机被患者自己错过了，而导致最后抱憾终身，这样的例子不胜枚举。一方面，可能由于患者对医生医疗技术的怀疑，另一方面，是由于患者或其家属对医生的治疗方法不理解，或者有所担忧。因此，就把治愈的机会丧失了。
这些患者中，大部分是一些社会阶层较高、生活优越、医
疗条件比较好的人。因为他们选择医生的机会多，所以，
总是想选择一种没有痛苦、安全速效，并且没有副作用的
万全的办法。

徐司空就是这样的人，但幸运的是，在之后的几天里，
其他医生纷纷向徐司空举荐，全都一致地提起韩贻丰，亲
朋们也劝他，说韩贻丰医术精湛，针术通神，徐司空终于
回心转意，于是，又一次请他为自己治疗。

"不好意思，又麻烦您了，上次……"韩贻丰刚到门
口，徐司空的儿子就迎了上来，歉疚地说。

"没什么，那是你们对针灸不太了解。"韩贻丰摆摆手。

一切准备就绪，韩贻丰开始为徐司空施针。

"怎么样，痛吗？"

"没感觉到……怎么痛，我……还以为，有……多痛
呢！"针刺的时候，徐公连眉头都没有皱起，吞吞吐吐地
回答道。

"你说，我给你扎了几针？"

"五六针吧！"

"爷爷，一共给你扎了二十一针。"徐司空的孙子在一
旁，纠正了他的话。

韩贻丰为徐司空扎了百会、神庭、肾门、环跳、风市、
三里、涌泉等穴位，没进针前，徐司空还以为不知道要有

多痛苦呢。

不长时间的留针、运针之后，韩贻丰取下了徐司空身上的毫针，道："好了。您活动一下身体，看看感觉如何？"

徐司空伸展了一下肢体："好轻松啊！发病以来身体从来没有这么舒服过，太感谢您了。"徐司空觉得这是多少天来效果最好的一次了，全身的病痛好像一下子就没了一样，说话也轻松了许多。

"这病是好了不少，但最好再巩固几次。"韩贻丰收拾好针具，准备回去。

"噯！对了，您上次临出门说的'看病有四难'是什么意思？"徐司空的儿子一直惦记着韩贻丰说过的话，忍不住问道。

"哈哈！这看病之难，基本上已经解决了。"韩贻丰回答道，"这四难么，是汉代名医郭玉的话，讲的是那些显要或者富商，因为他们养尊处优，就会给看病带来些麻烦。一来他们自作主张，不遵从医生的治疗意见；二则不注意保养身体；再者，就是筋骨脆弱，不能接受相应的治疗；还有，他们缺少身体的锻炼，就是这四难。至于徐公么，能够及时认识到针灸的好处，并且接受了针灸，还没有错过最好的治疗时机，不然的话，徐公的余生也就只能在病榻上度过了。"

参考文献

清·魏之琇《续名医类案》

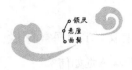

第四十九章

青年伤厥针熨酒药起死
老人病瘕刺法醪醴济活

下面的这件事情发生在韩贻丰在永宁做官的时期。

一天，天刚蒙蒙亮，韩贻丰醒来，睁开眼睛看了看，天色还早，他睡意未尽，就翻了个身，准备再睡个回笼觉。就在这时，阵阵的敲门声惊动了他。

"何人敲门？"韩贻丰问道。

"我啊！大人，昨夜有一村的村民发生纠纷，最后打了起来，据来人所讲，有一个人被打死了，现在还躺在那里。"门外的差役报说。

韩贻丰听说是命案，忽地一下坐了起来，他很快穿好衣服出来，跨上备好的马匹，与差役一同前去查看。刚到村口，就看见死者一方的亲友迎了上来。

"求大人明察，捉拿杀人凶手！"一行人跪拜道。

韩贻丰下马后，在村民的指引下，来到死者跟前。

这男子僵直地挺卧在那里，毫无生息，撩开衣服，见身上现出好多青紫瘀斑。

在韩贻丰诊视就要结束的时候，一村民突然说道：

"大人，他这一死，可害苦了他那可怜的老父母了，两老就这么一个儿子，本来家境贫寒，全靠他维持生计，他这一走，这两个老人还怎么活呀？"

韩贻丰听到此话，心中一动，想到失去儿子的两位老人，不由得取出针包，针刺男子的百会穴，以冀万一，他心想，死马当着活马医，权且一试吧。

清晨的天气甚是寒凉，下针后，那男子躺在那里，毫无反应。韩贻丰一边针刺一边问道："谁是他的亲朋近邻？"

有些村民站了出来。

"你们几个男的用自己的身体轮流给他温熨身体，女的想办法就近烧水，烧到快要开的时候端过来。"韩贻丰吩咐道。

于是这些村民有的轮流去给男子熨身，有的烧水，水烧好后，在韩贻丰的指导下，用非常烫的热水，去揉搓男子的手足。

没有想到的是，如此这般，几番下来，该男子的身体柔软了下来。

韩贻丰继续给男子施针，就在他针到第十四针的时候，忽然听到这男子喉中有点声音，再仔细一看，他的鼻翼有些扇动，口中略有些微气息。韩贻丰赶忙把其脉，见脉搏也有了跳动。韩贻丰高兴地说道："有救了！"

村民们听说有救了，忽地围拢了过来，当针到第二十一针时，男子喉间呼噜噜地发出了一阵声响，他睁开了双眼，手足也能屈伸了。当韩贻丰摸到被殴的青紫处时，男子突然叫了起来："痛死我了！"

"你现在知道痛了，从昨天晚上到今天上午，你一直没有知觉，要不是韩大人，不知道你还能不能醒过来呢？！"有人在旁边说道。

"昨天？"被殴男子努力地想着昨天晚上发生的事情。

"是的，你躺在这里昏迷不醒已有五六个时辰了。"

就在这时，韩贻丰问道："有酒吗？"

"有！这儿有酒。"有人拿来酒瓶和酒盏。

韩贻丰打开酒瓶的盖子，先倒出一盏酒。然后，从身上掏出一个纸袋，将它打开，里面是碾细的药物粉末，他将一点药粉抖进一个空盏里，又倒进一点酒，用筷子调和至稀糊状。

"来！你先将这个饮下。"韩贻丰拿起纸袋，让男子吞下袋中的药粉，用酒冲下。

韩贻丰又将用酒调成的药糊涂敷于伤处，没有伤着的痛处皆以针针刺。处理完毕后，韩贻丰喝道："凶犯现在何处？"

"小人在此。"打人者被差役押解到韩贻丰身旁跪下。

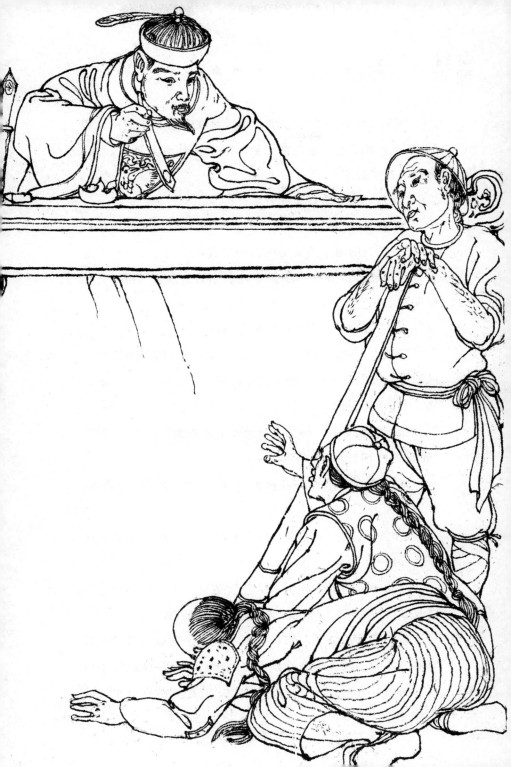

原来，凶犯当初见惹出命案，就在附近藏了起来，得知县令亲临巡查，他没敢走远，后听说伤者又活了过来，就打算过来投案。

"就是你将他殴打至此？"

"是我。"

"你给我听着，这被你殴打的伤者就交给你了，你当好好地给他调养，如有不测，我将拿你的性命作为抵偿，你听明白了吗？"

"小人遵命，一定会好好地照料他。"

韩贻丰走后，行凶者悉心地照顾伤者，以期减轻自己的罪过。没出一个月，伤者就痊愈了。

案子可以断了。

衙门的大堂上，韩贻丰指着堂上跪着的行凶者，喝道："先给我打五十大棍！"

"哎呀！饶了我吧！我再也不敢了。"凶犯不停地磕头，乞求着。

这时，被殴的男子也上前跪求韩贻丰，说："大人，还是饶了他吧！"

韩贻丰见伤者主动要求从轻发落行凶者，恳请给他一个改过自新的机会，于是，责令打五十棍后放人。

案子总算了结了，伤者得到了救治，肇事者接受了教训，最终的结果，也令韩贻丰感到满意。他深深地舒了口气，刚想好好休息一下，门外来报，有患者危在旦夕，请他前去诊治。

患者是一个 67 岁的老人，他面色如灰，瞳神黯然无光，声音低微，喉头梗塞，形容枯槁，无力地蜷曲在床上。

患者气息奄奄，脉来似有似无。韩贻丰诊视后，问道："他这样有多少天了？"

"有好几天了，可他不想吃饭都有二十多天了。"家人回答道。

韩贻丰将患者的儿子叫到一旁，低声说道："你父亲气息微微，脉搏忽隐忽现的，他的这个病，"他摇了摇头，说，"不好治。"

没想到韩贻丰的这番话，还是被患者听到了，患者叫道："大人！你听我说。"

唯恐韩贻丰听不到他那微弱的话语，患者努力挣扎，想坐起来。韩贻丰看到此景，急忙走上前，说："不要着急，慢慢地讲来。"

"我也是快七十的人了，就是死了也是正常的，但是，我遇到神针，不等他为我针一针就去等死，我将死不瞑目。我生平好酒，但我没有好色的恶习，如果我还是有幸的话，请大人为我下一针。"

由于患者的哀求，韩贻丰勉为用针，他令患者在床上躺卧好，露出胸腹。韩贻丰在他的胸腹逐一寻按，于脐下发现一痞块，底部直径约七寸，坚硬如石。

韩贻丰在痞块的上、下、左、右、中分别重重针之，

　　形如梅花状，这种针法也叫作梅花针法。痞块局部针刺完后，又针其上、中、下三脘，还另外针了百劳、百会等穴，共二十一针。

　　起针后，韩贻丰要他喝一杯醇香美酒。他摇摇手，说："我不愿闻酒气，已经两个多月了。"

　　韩贻丰说："那是你得病的缘故。现在已经做了治疗，你就放心地喝吧！"

　　患者皱了一下眉头，屏住气，一口饮了下去。不仅顺利饮下，而且再次尝到了酒的甘美。

　　他的痞气消散了，气机也随之通畅了起来。

参考文献
　　清·魏之琇《续名医类案》

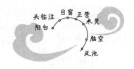

第五十章

吴鞠通谋协作高手回应
郏芷谷巧配合金针度人

他的名字并不是太响亮，史书上没有他的传略，他也没有留下什么著述，可是，他的名字却与大名鼎鼎的吴鞠通紧密地联系在一起。

吴鞠通，中医学界几乎无人不晓，他名瑭，字配珩，鞠通是他的号。他出生于江苏淮安，是著名的中医温病学家，清代山阳医派的创始人。所著《温病条辨》，是温病学的一座里程碑。

与吴鞠通联系甚密的这个人是精于针法的郏芷谷。

两人的渊源还得从吴鞠通的朋友觉罗毓说起。

嘉庆二十二年（1817）的一天，吴鞠通到觉罗毓家中做客。

见吴鞠通到来，觉罗毓忙迎了上去，寒暄几句后，指着身边的男子介绍道："鞠通，这是我的朋友胡沄。"然后，又对胡沄道："胡沄，这就是我常给你提及的吴鞠通先生。"

胡沄上前一步，行礼道："久仰先生大名，幸会幸会。"

觉罗毓转过脸，对吴鞠通说："我的这位朋友，是个读书人，学识渊博，文才和口才都很好。"

"是吗？我就需要这样的人。"

……

很快到了吃饭的时间，饭桌上觉罗毓着意安排胡沄与吴鞠通坐在一块。

胡沄确实不同凡响，席间，他很快地和吴鞠通聊了起来。他们上至天文，下至地理，古往今来，无所不谈。按照胡沄自己后来所说的，他们那次聊得特别爽，两人都觉得特别的投缘。

令人感到惊讶的不只是胡沄的口才，还有他的食欲，那盘中的大块肥肉，多半是他吃下的。爱才的吴鞠通看在眼里，心中感到有些不安。

待送走胡沄后，觉罗毓对吴鞠通说："你看我给你推荐的这个人怎么样？"

吴鞠通笑着说："确实是文采卓然，你怎么不早点给我说？"

觉罗毓也笑了，他回答道："怎么，晚了？"

吴鞠通道："不晚，不晚。只是我看他大腹便便，还这么能吃肉，这可不是好事啊！这样下去，他是要中风的，你哪天再把他找来，我要好好地给他看看。"

听了吴鞠通的这番话，觉罗毓顿时感到事情非同小可，他为朋友感到担忧，很快找了个机会，将吴鞠通的话告诉了胡沄。

胡沄一听，不由一愣，因为他的身体始终就不怎么样。

胡沄小时身体虚弱，父母请了医生给他调理，胡沄本是阳虚体质，医生却给服了一些滋阴的药物，越吃身体越差。

胡沄长大成人，参加会试来到京城，没再吃药，就练习射箭，逐渐感觉到体力有所增强。

三年后，他回到家里过了几年，这期间，稍得外感，他就求医问药，不知道医生是怎么给治的，胡沄越来越胖，以至于他常常感觉气力不足，不爱动，喜欢躺卧，常常感到口渴，心慌，还有咽喉不适、拉肚子等症状，最后，还患上了外痔。

后来，胡沄再次进京，在来京之前，周围的人就告诫他说，在京城期间就不要看病了，都说京城没有像样的医生，其实，京城哪能没有好医生，只是这些人没有遇上罢了。但是，胡沄听了他们的话，到京后也就真的没有去看医生。

听了觉罗毓的传话，胡沄顿感惊慌，他自己的身体怎么样他自己也明白几分，他要找吴鞠通去好好问问。

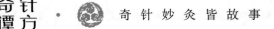

　　胡沄来到了吴鞠通的寓所，刚走进院子，吴鞠通就迎上前来，对他说："我就知道你会来的。"

　　"我这是为了我的父亲来的。"

　　"你的父亲怎么啦？"

　　"我父亲患热痹，左脚拘挛，走动都得依靠拐杖。我想与您讨论我父亲的这个病。"

　　"那你先将你父亲的发病情况、治疗经过讲一讲。"

　　"是这样的，我父亲……"

　　听完胡沄的叙述，吴鞠通给他分析，作出的结论与其他医生有所不同，胡沄感觉到他的判断与众不同，只是由于吴鞠通立方奇特，胡沄也未敢轻易使用。

　　通过之后的接触，胡沄发现，吴鞠通给人看病，看一个好一个，他高超的医术，令胡沄叹为观止。这下子他彻底相信，吴鞠通是个高明的医生，于是萌生了拜师的念头。

　　"老师！您收我做您的徒弟吧！"

　　"收你做徒弟？你的文化功底倒是可以，只是……"

　　"怎么？我有哪里不行吗？"

　　"只是，"吴鞠通不客气地对胡沄说，"想跟我学医，你必须先要把肉给戒了，把身体养好了再说。"

　　"那……"

　　"那什么？"

　　"好，我听您的。"

　　打那以后，胡沄真的就听从了吴鞠通的劝诫，不吃肉了。

吴鞠通看他真的不吃肉了，就开方子为他调理，没过多久，胡沄就感觉到有些精神了。

这年冬天，吴鞠通又约请胡沄做他二儿子和女婿的老师，胡沄与吴鞠通的关系也更加密切了。

转眼到了第二年，胡沄家里捎信说他的夫人患了寒痹，吴鞠通就根据他们所描述的病情开了方子，胡沄带着方子赶回家，可家里的医生看到吴鞠通的方子与他们的立方大相径庭，就不许用，结果，没过多久，胡沄的夫人就死掉了。

这事对他的打击很大，他恨自己，为什么不坚持着用吴鞠通的方子。

安葬了夫人后，他回到了京城。

见到吴鞠通，胡沄扑通跪了下来，喊了声"老师"，就哇的一声哭了起来。

吴鞠通看到这情景，有些懵了，赶忙扶起他，问："你这是怎么啦？"

"老师！"胡沄擦了擦脸上的泪水，说道："我这就要跟您学医，您收下我吧！"

吴鞠通察觉到胡沄的神态有些不太正常，就安慰他说："先好好歇一歇，有什么事坐下来再说。"

在桌旁坐定后，胡沄哽咽着说："我家内人，她，走了。"

"啊！"吴鞠通听了也吃了一惊。他问道："我那药方……"

"您的药方。"胡沄掏出药方，又抽泣了起来，吴鞠通不由得心头一紧。

胡沄慢慢地平静下来，说："您那药方没能起作用。"

"啊！"

"不是里面的药没有效，而是他们根本就不愿意用这个方子。"

"谁啊？"

"家里事先请来的那些医生。"

"这些人也真是。"

"庸医害死人啊！可也怪我，为什么就不能坚持住用这张方子呢！"

"你不必自责，我知道你失去亲人的滋味，人死不能复生，你不能再这么悲伤了，赶紧好好地调整一下。其实，我早就决定收你为徒了。"

说着，吴鞠通话锋一转，道："你的身体，病得也很深了，药物的功效有限，我想让你快些好，这就需要针灸的配合，你知道，针灸不是我的强项，有一个叫郏芷谷的临海人，现在京城行医，以疡医闻名，据说他是从天台山的高僧那里学得针法，医术高强，哪天有机会我带你一起去拜访他。"

　　一个晴和的日子，两人来到了郏芷谷的诊所。

　　郏芷谷见来人是吴鞠通，急忙将两人请进屋里，说道："真没想到吴先生能大驾光临，在下不胜荣幸。"

　　"我又不是什么大官，谈不上什么大驾。"吴鞠通笑道，他指着胡沄，对郏芷谷说："今天，我是为我的徒弟胡沄来的。"

　　"是这样的，胡沄向来身体虚弱，到我这里也有了些年头，他的身体经过我的治疗有一定的好转，可近来进展不大，我考虑药物的作用也就这样了，要想再有改善，就得靠你的金针了。"

　　"先生过奖了，鄙人无才，能得先生青眼，实在不敢当。"

　　"我的患者之中，有些人在治疗当中就是缺少针灸这把火，我想，我们两个能否相互合作，取长补短，这样，就能更有利于患者的康复。"

　　"那自然是好。"

　　吴鞠通见郏芷谷愿意合作，就与他商谈了合作的方法和章程。

　　从此，吴鞠通与郏芷谷有什么医疗上的问题，就互通有无，互相帮助，他们两人也成了好朋友。

　　在郏芷谷的针灸配合下，胡沄的病很快就好了，在与两位大师的交往中，他在医学方面也大有长进。

郏芷谷与胡沄的接触多了，对他的了解也就加深了许多，他感觉到胡沄聪颖，能说会写，就对他说："吴先生这么喜欢你，你又这么好学，肯定掌握了不少先生的医疗经验，如果你有精力的话，再学习点针灸技能，岂不更好。"

听了郏芷谷的这番话，胡沄非常感动，他说："先生真乃厚德之人，只想到霖雨苍生，等我将老师的论著与病案整理好，就来求教于您。"

"那好，我等着你。"

过了几年，胡沄中了进士，正等着朝廷安排工作，忽然得到家里的信息，说母亲发病，病情危重，胡沄连忙往家里赶，结果还是慢了一步，还没等他回到家，母亲就去世了。

到家里，看到70多岁的老父亲也卧床不起，胡沄忙上前搭脉，问道："爹，您这病得了多长时间了，都病成这个样子了，我一点都不知道。"

父亲看着他，没有回答。

弟兄们告诉他说："父母怕耽误你备考，就告诫我们，任何人都不得把父亲生病的消息告诉你，直到母亲病危，这才瞒不住了。"

"可我毕竟学得一些医术啊。"胡沄说着，为父母的良苦用心所感动，眼泪在眼圈里转了几转，还是流了出来。

他一边擦泪一边问："爹这些日子都吃些什么药？"

弟兄们拿出几张处方递给他，说："都在这里。"

他接过处方，看了看，说："痰湿这么重，用的都是些补药，能行吗！不能再服补药了，肉也不要吃。"

胡沄的父亲与他有着类似的体态，凭着自己的亲身体验，他按照吴鞠通的诊疗方法给父亲诊病，开列了方药，并告诉家里人："这里面大多是去痰的药物，不要吃肉，也不能服补的药方了。"

通过几个月的调理，他父亲的身体就基本恢复了，还能拄着拐杖走出门外，直到四年后突发痈疽而去世。

再说吴鞠通在京城看病，大多数患者的病况经过他的治疗都能够很快好转，可还是有些患者的病情，经过一段时间的治疗，就停滞不前了，凭你使尽全身解数也无济于事。

一天，吴鞠通带着个患者家属，来到了郏芷谷那里。

"吴先生今天亲自过来，有什么要紧事？"郏芷谷见吴鞠通带人过来，赶紧上前询问。

"这是患者的家属。"吴鞠通说，"是这样的，他的父亲患了中风，左半身偏瘫，手臂拘急痉挛，没办法出来看病，要求我们前去会诊。"

"噢！是这样，您事先看过吗？"

"我看过，在我之前还有别的医生看过。患者舌厚苔白，舌头肿得没法喝水，一喝水就呛。我认为他的病属于夹痰实证，而前面的医生却用补药，结果是越用痰越重。

我看后确定先以辛凉开水道法给他开肺气，用了生石膏、杏仁、桑枝、茯苓、防己、通草、姜半夏、广陈皮等药物。药煎好后，给他一点一点地灌。一剂药下去，他的喉咙就通了，服了七剂，舌头的肿就消了。但是到了二十剂以后，好像就没有多大进展了。左半边还是瘫痪，还是没法说话。"

"那是什么原因呢？"

"我觉得这是经络中有顽痰阻塞，药物的功效难以发挥作用，要用针灸来治疗，所以，我就带着他儿子找你来了。"

吴鞠通都亲自出马了，还有什么好说的，于是，他们一道来到了患者的家里。

一切准备停当后，郏芷谷拿出针来，对患者说："张大嘴巴，伸出你的舌头！"然后，转过脸对他的儿子说："你把好他的头。"

郏芷谷手拿针具，对准舌头上的一处刺去，顿时，患者痛得一个晃荡。郏芷谷动了动针，对吴鞠通说："这个穴我们叫它中泉。我马上把这根针拔出来，你注意看着。"

郏芷谷说的中泉，可能就是《针灸大成》中的聚泉，在舌上舌中缝陷中。

"你慢着，让我看个清楚。"说罢，吴鞠通挪了挪身子，选择了一个合适的位置。

"好了吧？"

"好了，你动手吧。"

郏芷谷持针的手，猛地向后一抽，霎时血如泉涌，待血流慢慢地停下来时，流出的紫黑色的血液已有半茶杯。然而，事情到此并未结束，令众人感到奇怪的事情发生了，舌上被刺的那个针孔的位置，好像还有什么东西。定睛望去，像是一条蚯蚓。

郏芷谷叫患者的儿子转到前面，用手指着患者舌头被刺过的位置对他说："你看清楚，刚才刺过的地方有个异物，你把手洗干净，将它拉出来。"

患者的儿子洗净手，就捏住这个东西往外拔，越拉越长，最终拉出了一条七八寸长，像粉条一样的东西，可能是特黏的痰。

之后，郏芷谷又在患者左臂上的支沟穴扎了一针，并向内关穴透刺过去，然后，他又在患者的左手背上，三条阳经的络脉处扎上了十来根针。

针刺治疗后，吴鞠通继续给这个患者用药，事情就是这么的神奇，吴鞠通后来再为这个患者用药，竟是日日见效。他将原方中石膏的分量减掉一半，在用到七十多剂药的时候，患者就能够靠着拐杖自己行走了，到九十几剂的时候，已看似常人，各种临床症状都消除了。

至于胡沄，他后来又帮助吴鞠通做了许多工作，把吴鞠通出版的《温病条辨》校对完，还给吴鞠通写的《医医病书》写了序言。

　　在序言中，他写到，郏芷谷已在道光四年（1824）去世。郏芷谷去世时，吴鞠通已是 67 岁的老人了，吴鞠通痛失了这样一位肝胆相照、互相配合的医界好友，悲痛异常。而胡沄本人，也因为未能来得及做郏芷谷的学生学习针灸而深感遗憾。

参考文献
　　清·吴瑭《医医病书》

后　记

（第一版）

　　2010 年 11 月 16 日，联合国教科文组织保护非物质文化遗产政府间委员会第五次会议，在内罗毕审议并通过中国的申报项目"中医针灸"，将中医针灸列入"人类非物质文化遗产代表作名录"。这个项目的成功申报是对中国传统医学文化的认可，对进一步促进"中医针灸"这一宝贵遗产的传承、保护和发展，提高国际社会对中华优秀传统文化的关注和认识，增进中国传统文化与世界其他文化间的对话与交流，保护文化多样性都具有深远的意义。

　　联合国教科文组织曾在 2003 年 10 月，在巴黎召开的第 32 届大会上，表决通过了《保护非物质文化遗产公约》（以下简称《公约》），确定了非物质文化遗产的概念、分类、保护模式，强调保护传统文化，以维护人类文化的多样性。

　　《公约》所定义的非物质文化遗产包括两大类：一是濒危、亟待抢救的项目"急需保护的非物质文化遗产名录"，二是历史悠久、具有民族特性的优秀项目"人类非物质文化遗产代表作名录"。中医针灸申遗属于后者，属于《公约》第一章第二条规定的"有关自然界与宇宙的知识和实践"领域。

针灸虽未到濒危、亟待抢救的地步，但不可否认的是，这个历史悠久、颇具民族特性的医疗项目，其受到的社会关注程度远远低于人们的预想，大量的人群从未接受过针灸治疗，更不用说对于针灸这一学科的了解了。

同时，我们也注意到，中医针灸的人才培养，忽略了人文知识的教育，学生虽然医古文考得不错，但实际阅读古典医籍的能力不强，这可能与他们不习惯阅读，对中医针灸历史发展的各个阶段，所形成的各种流派的了解欠缺有关。

针灸申遗成功，有助于促进国家对针灸文化传承和保护研究的投入，从文化层面，系统整理传承针灸各家流派，开展针灸文化的理论研究，做好针灸的文化传承保护，创新医术；同时也有助于推动中医药医疗、保健、教育、科研、产业、文化"六位一体"全面发展，使其更好地为人类健康服务。

在针灸申遗的前一年，即2009年的年底，我就开通了博客，为了让读者对针灸这门学科有所了解，我尽量采用浅显的语言或通俗的叙事方式进行写作。

2010年3月，中国中医药出版社的编辑马勤和我取得联系，请我写一部通俗易懂、易于传播的针灸作品。我想，新中国成立六十年来，关于针灸文化方面的书籍，还很少有人写过，用文学的语言介绍针灸的文化历史，名人轶事，与针灸相关的趣味杂谈等，以彰显针灸的作用与功效，这对普通大众来说，比起专业性强的学术论文更容易阅读和理解，更能勾起他们对针灸医学的兴趣与爱好，也能激起一部分人学习针灸的热情，这对于针灸学的光大传承，不无裨益。于是，我想写一部《针灸文化纵览》，内容包括上古传说、大家风范、神医佳话、草泽奇人、杏林星殇、自我保健、悬壶漫道、感受箴言、传承交流、成语典故、穴名谜语、针灸之最 12 个部分。

我将我的想法与马勤进行了沟通，马勤从编辑的视角给我分析，认为文化纵览的范围有些过大，主题不太突出，几经商榷，确定去除成语典故、穴名谜语、针灸之最的内容，将余下的部分，总括为古代医家的针灸往事，以故事的形式写出，定名为《奇针妙灸皆故事》。

本书原计划 60 章，每章以一个历史人物，一个中心故事为主，或伴有与主题相衬的其他人物和故事。我参照章回小说的惯例，在每篇故事的前面冠一对联似的篇名，以点明故事大意。因书中叙述的故事时间跨度大，从周代到清代近两千年，故"章""回"的选用，取"章"弃"回"。

二十五年之前，我曾策划编写过一部针灸医案的图书，名曰《古今针灸医案医话荟萃》，其中的古代医案有一部分内容可以作为故事的素材，但是，医案毕竟不是故事，故事要有时间、地点的交代，要有情景、情节，要有关键人物的背景介绍，要有人物之间的关系与互动，而人物之间的活动，以对话最为突出，因此，要使医案成为故事，还需要做很多工作。另外，可作为故事素材的针灸医案案例还不足以满足本书的需要。

首先，关键人物，即古代名医，或有一定地位或身份的人物，都要给出一个背景说明，这些人物的介绍，多出自经史之中，古代医案中也有所介绍。为此，我不得不重新查阅二十四史或相关的史料，重点搜揽方技人物的内容，或在古代医案中找寻资料。可能有人会问，你为何不在《辞海》《中医学词典医史分册》中去搜寻，当然，《辞海》《中医学词典医史分册》中有医学人物的介绍，但毕竟这些介绍都是着重于医学方面，至于这些人物的成长过程、人生经历、与其他关键人物之间的关系等都少有介绍，而这些内容，对于讲述故事，是非常重要的。

2010年11月，在我的60章内容写得差不多的时候，得知我国"中医针灸"申遗成功的消息，马勤与我相互勉励，认为"中医针灸"的申遗成功，对于针灸文化的普及与推广，是一个良好的契机。受"中医针灸"申遗成功的激励，我重新审视了我所写的所有内容，发现60章的内容，还不足以概括我想讲述的历史上比较有影响的针灸往事。而马勤也觉得，对一些中医大家，诸如皇甫谧、葛洪、孙思邈等所用的篇幅不足，应该重笔描述。

从史书与古代医案中，我又发现了一些之前没有收录的针灸事例，这样，我所书写的篇章，从 60 章增加到了 80 章。由于字数较多，我决定将《奇针妙灸皆故事》一书，一分为二，分成两卷，即《针方奇谭》与《灸火烟云》，每卷设定 50 章。《针方奇谭》描写的主要是针刺方面的故事，而《灸火烟云》所叙述的则以艾灸为主，或灸刺，或兼以火针的相关内容。

至于那些重量级的人物，我也增加了一些笔墨，使他们的人物形象更加丰满。

皇甫谧、葛洪、孙思邈等人，分别留下中医宝典《针灸甲乙经》《肘后备急方》《备急千金要方》和《千金翼方》等，但经史中，很难找到有关他们针灸活动的记述，如何写，怎样写，曾一度困扰着我，最终，还是从人物关系上求得突破。皇甫谧的成才与幼时养母的教导有关，洛阳纸贵与皇甫谧推举《三都赋》的作者左思有关，而针灸的有关内容还可以通过他与两个儿子——童灵与方回的互动来进行表述。葛洪性格沉静，最好的朋友就是广州御史邓岳，是邓岳介绍他到罗浮山炼丹的，邓岳也常去看他，通过对他们俩的交往的描写，便能将《肘后备急方》中的有关内容糅合进去。孙思邈被尊为"药王"，阿是取穴法与他有关，当时的一些名士都对他崇敬有加，向他讨教，通过孙思邈与名士卢照邻的对话，来表述针灸治疗中一些玄妙的道理。

诸如此类的例子还有很多，如写下《骨蒸病灸法》的崔知悌，据说原书已经亡佚，其有关内容都附于后世他人的著作之中，所以，他灸治骨蒸病的事情就难以下手着笔，后来，我在《宋以前医籍考》中发现了他的序文，这才给我提供了所要写的素材。崔知悌在任司马期间，曾多次带领他的随员到骨蒸病的疫区，应用家传的灸四花穴的方法，防治骨蒸病，描写崔知悌的这一章，就是通过艾灸过程中，崔知悌与随员之间的对话，解读四花穴的灸治方法。同样，庄绰的《灸膏肓俞穴法》写的是灸膏肓穴的方法，从他的后记中，知道了他发病、虚衰，及通过灸膏肓穴获愈的整个过程，因此，叙述起来也就方便了。

我还注意到，有的历史人物，会出现在两个或更多的经史书上，如华佗，在《后汉书》《三国志》上都有所记载；在写"晋景公梦竖子"的篇章时，看到《左传》与《史记》也都有相关人物的记述。遇到这种情况，我就根据写作的需要，或互参，或相互糅合，或有所取舍。

为了提高读者的阅读兴趣，在史书、古代医案及有关杂记之外，我又搜罗了一些与针灸相关的古小说、传奇故事，以及不见经传的野史，从中筛选，取其有益的内容，列入书中。这类故事虽说其背景模糊，无据可查，甚至有些情节太过离奇，但其说理的部分对于后学者还是有启发作用的。

　　野史、传说难以言真，并不是说正史的内容就都是确实可靠的，正史的有关内容，也要辩证地看，如《南史·卷三十二·列传第二十二·张邵》中徐秋夫疗鬼病，就不会有人把它当真。另外，《左传》中医缓能知道晋景公的梦境可能都有所演绎。

　　关于针灸治疗的道理，有些史料或者病案有明确的记述，如郭玉一章，郭玉就"医者，意也"所做的解释，指出了达官贵人看病的四难及其解决的办法。但也有很多素材中的病案临床疗效不错，只简单地介绍了治法，至于为什么却没有明确的说法，如张元素治臭阴一章，只说张元素选取少冲、行间两穴，施用了泻法。这么简单的内容，怎么写故事。原本想放弃这个内容，但考虑到张元素是"金元四大家"之一的李东垣的老师，是易水学派的开山鼻祖，有关他的内容不但要写，而且还要写他的医事活动。想到这段文字的原文出自李东垣之手，很可能这是李东垣随张元素侍诊亲眼所见。仔细思考张元素的针灸处方，少冲、行间均在肢体的末端，皆为五输穴，应该是五输穴的相互关系在起作用。从五行生克的关系看，行间属于肝经，肝经属木，行间是肝经的子穴，在五输穴中属火，泻行间有清肝泻火的作用。肝平不得克脾，脾胃和顺湿热得以清除。少冲属于心经，心经属火，心经（火）为肝经（木）的子经，泻心经有肝实则泻其子经的含义，两穴这样合用，效果就出来了。因此，我将这中间的道理，通过李东垣随师张元素诊病的情节和师徒两人的对话，自然地表达出来。这种通过立方探询医理的个案还不少，这里就不一一赘述。

考虑到历代医家所形成的针灸各家流派，本书搜集了一些风格独特的中医名家的针灸轶事，以便读者对针灸学的了解更为全面。如书中介绍了在经穴考订上影响较大的人物，有绘制经穴三人图的甄权、孙思邈，有制作针灸铜人模型的王惟一；在文献考证方面有所成就的滑伯仁、张介宾、李中梓等人；注重辨证选穴的医家皇甫谧、孙思邈、杨继洲，都是重量级的人物，所写的篇幅较多。在针灸治疗手法的应用上，有倡导八法八穴的窦汉卿；采用多种针刺手法的杨继洲；注重刺络放血的张子和、李东垣；注重灸法的葛洪、陈延之、窦材、许叔微、朱丹溪、罗天益等。

在针灸应用于临床各科方面，薛立斋、陈实功侧重于外科，万密斋侧重于儿科，陈自明侧重于妇科，本书没能搜集到陈自明治疗妇科病的事例，有所遗憾，倒是有一治疗儿科疾病的事例。妇科针灸，选取徐文伯、张文仲、庞安时等人的故事载于书中。

从针灸用穴的特点看，张元素善用特定穴中的五输穴，李东垣善用俞募穴，而孙思邈、王执中、张介宾都是阿是穴法应用的高手，阿是穴法的应用，并非像人们想象的，哪里痛就扎哪里那么简单，而是需要认真仔细地判断、诊察，方能探得准确的灸刺位置。在针灸药并用方面，杨继洲、张介宾表现得比较突出。各种治疗方法应用比较全面的则数周汉卿，他内科、外科都很精通，对按摩也很有研究，针灸施术出神入化，毫针、刺血、火针、长针、金针拨臀，无所不能。

一些医家在针灸发展的历史上地位显著，且留下来的文献资料又比较多，因此，在两卷书中所占有的篇章就比较多。如杨继洲，他所撰著的《针灸大成》，可谓是针灸发展史上的里程碑，《针灸大成》中，杨继洲的针灸病案共有31例，不能一一地改编成故事，我只是从中选择比较突出的，便于叙述的，结合他的序言，进行归纳，整理成九个篇章。再如李东垣，他是易水学派的核心人物，学派创始人张元素的弟子，李东垣的徒弟有王好古、罗天益，因此，李东垣在易水学派中起到了承上启下的作用。在李东垣与罗天益的医学专著中，也保存着不少针灸相关的医案，因此，书中收录的李东垣与罗天益师徒俩的针灸故事也比较多。另外，金元四大家中的张子和、朱丹溪的故事也不少，这与他们在临床中常用针灸，并留有可贵的医籍医案有关。

世医家族在本书中也有所介绍，如南朝时，徐熙与他的子孙，名医辈出，代代相传，徐家世医，从徐熙到徐文伯等，共经历了七代，出了十二位名医。明代的《名医类案》，则凝聚着江瓘、江应宿两代人的心血。

书中也叙述了一些没有名姓可查的针灸人物，如《针方奇谭》第十七章中，宋仁宗患病，当太医无计可施的时候，是草泽医治好了他的病，在王惟一铸铜人的故事中着意穿插这件轶事，为的是提醒人们，不要小看科班外的郎中，说不定，高手就在民间。

中医针灸是中国的国粹，是中国传统文化中的精华，有着悠久的历史和深厚的底蕴。要想学好针灸，必须有一定的文化功底，要对我国的传统文化，如国学、历史、人文等有所了解。为此，我在书中着意穿插了一些与主人公相关的历史事件，如汉文帝的刑法改革与仓公淳于意受刑有关，南朝太医徐文伯经历过刘宋、萧齐的政权交替，沈括的职务被贬与他参与王安石的变法有关等。同时，我也有选择地收录了一些与针灸或故事人物相关的诗词歌赋，如班固为淳于意之女缇萦所写的五言咏诗，韩愈用五言诗写的有关灸疗治疟的《谴疟鬼》，辛弃疾用药物名称为名医马荀仲写的宋词《定风波》以及元好问、奥屯周卿写的优美词曲。另外，不同历史时期的文化形态也能在一些篇章中有所体现。

2012年4月，我写完《奇针妙灸皆故事》中的《针方奇谭》与《灸火烟云》两卷，慎重起见，我从头向后浏览，以避免出现历史错误，如列国时诸侯称霸，雄踞一方的诸侯，只能称国君，不能称陛下；东汉之前还没有发明纸张，到了魏晋时期，纸张才被广泛地应用起来。

古代纪年法，有用"天干"和"地支"相配的干支纪年法；列国时期的王公年次纪年法；从汉武帝起，帝王即位都有年号，用帝王年号来纪年的帝王即位纪年法。为了给读者一个比较清楚的时间概念，对所有的古代纪年，皆另外标明公元纪年，如洪武十年（1377）。为了保证对历史事件的客观描述，对原素材明确标出年代的，我皆保留。

这是一项细致入微的工作，我对照《辞海》中的"中国历史纪年表"，从第一章开始，到最后一章，涉及纪年的，逐一核对。以王公、帝王纪年的还比较容易找出公元的年份，但有些书里只用干支纪年，天干地支相互组合，六十年为一甲子，有的帝王掌权超过六十年，搞不好，对应出来的公元纪年就有可能差错六十年。为此，不得不仔细核对帝王纪年，并考察医家的生卒年份及其行医经历，来求得准确的时间。书中尽量将干支纪年的时间改作帝王纪年，或在干支纪年前加上帝王纪年，以便于读者查找原文。

在核对纪年时，我还发现了两个新的问题，在《针方奇谭》的开篇中，秦越人为虢太子诊治疾病的地点在虢国。而从秦越人行医的生活时段看，虢国已经不存在了，《史记》中所说的发生在虢国的事可能有误，我又查找了一些资料，发现有不同的说法，如司马贞的《史记索隐》认为"虢"应该为"郭"，而刘向的《说苑》则直指赵国。但秦越人为虢太子诊治疾病的故事已广为流传，故本书姑且以《史记》所说叙事。还有李东垣、罗天益的篇章中，由于师徒两人生活在金、元统治的北方，而非南宋，因此，与他们有关的年代表述，还是以他们生活所在地区的统治者

311

的年号为纪，而不用宋纪元。

在本书创作过程中，我想，作为针灸历史故事书，如果能有部分插图，岂不更好？我寻思着，谁能帮我做这件事？我想到了我原安徽中医学院的同事金嘉仕，他原来在中医学院做教学的绘图工作，年幼时曾跟国画大师程十发学过画，我把我的想法告诉了他，他没有直接答应我，只是说，我会给你想办法的。2012年9月，他身体不适，我前往探视，他告诉我，他已经和程多多说好了，委托程多多为这两卷书做插图。程多多自小随其父程十发学习绘画，1981年赴美国深造，就读于著名的现代艺术学府——旧金山艺术研究院，1986年获美术硕士学位，为上海中国画院海外特邀画师。金嘉仕身体康复后，带我一同前往程多多在上海的寓所，我拿出两卷书共100章的打印稿给他看后，他欣然答应为我作画。现在两书的插图，都是他一人所绘。

本书的面世，得到了医界同事和友人的大力支持，特别是责任编辑马勤，对本书的撰著提出过不少有益的建议；著名画家程多多为本书的部分章节绘制了精美的插图；金嘉仕为完善本书提供了热情的帮助；本书在审校的过程中，还得到了严君白、徐斯伟两位教授的协助，再次对他们表示感谢！

张载义

2015年8月